Il Programma Di Allenamento Di Forza Completo Per Il Maratoneta: Migliora Energia, Velocità, Agilità E Resistenza Attraverso Un Allenamento Di Forza Ed Un'alimentazione Adeguata

Di
Joseph Correa
Atleta Professionista Ed Allenatore

DIRITTI D'AUTORE

RINGRAZIAMENTI

A tutte le persone che mi hanno supportato e aiutato rendendo possibile la realizzazione di questo libro.

Il Programma Di Allenamento Di Forza Completo Per Il Maratoneta: Migliora Energia, Velocità, Agilità E Resistenza Attraverso Un Allenamento Di Forza Ed Un'alimentazione Adeguata

Di
Joseph Correa
Atleta Professionista Ed Allenatore

INTRODUZIONE

Il Programma Di Allenamento Di Forza Completo Per Il Maratoneta: Migliora Energia, Velocità, Agilità E Resistenza Attraverso Un Allenamento Di Forza Ed Un'alimentazione Adeguata

Questo programma di allenamento cambierà il modo in cui ti vedi e ti senti. Seguendo questo allenamento dovresti già vedere enormi risultati entro I primi 30 giorni, ma non devi per forza fermarti. Sia la versione NORMALE che INTENSIVA di questo programma ti assicureranno un notevole cambiamento fisico. Le ricette incluse sono specifiche per ogni momento della giornata, ma puoi e devi aggiungere un pasto qua e là, a seconda delle richieste del tuo corpo. Questo programma di allenamento è dotato di una sessione di esercizi di riscaldamento, da eseguire assolutamente per evitare infortuni e per essere in grado di completare tutto il programma. Inoltre, questi esercizi risolvono anche il dilemma di cosa mangiare, fornendo svariate opzioni in termini di nutrizione. Troverai una deliziosa prima colazione, pranzo, cena, e ricette di dolci, in modo da poter soddisfare la fame e mangiare in modo sano. Un intero capitolo di questo libro è dedicato alle ricette per risvegliare I muscoli e per aiutare il corpo ad assorbire completamente più proteine possibili in modo salutare, ma assicurati di bere molta acqua per aiutare l'organismo a digerire adeguatamente tutte queste proteine.

Chiunque può mantenersi in forma, essere più snello, e più forte, ci vuole solo disciplina e un grande programma di allenamento, per eseguire un buon esercizio ed alimentarsi correttamente.

Le persone che decidono di cimentarsi in questo programma di allenamento potranno vedere:

- Aumento della crescita muscolare
- Forza, movimenti e la reattività muscolare migliorati.
- Migliore capacità di allenarsi per lunghi periodi di tempo
- Aumento della di massa muscolare magra
- Inferiore affaticamento muscolare
- Tempi di recupero più veloci dopo competizioni o allenamenti
- Aumento dell'energia per tutta la giornata
- Più fiducia in sé stessi
- Un atteggiamento migliore verso l'esercizio fisico e la nutrizione

CONTENUTI

CAPITOLO 1: CALENDARIO ALLENAMENTO DI FORZA COMPLETO PER IL MARATONETA

CALENDARIO "NORMALE"

				1	2	3	4
5	6	7	8	9	10	11
Pettorali e tricipiti	Busto	Quadricipiti & cosce	Recupero attivo	Schiena & bicipiti	Deltoidi	Recupero attivo
12	13	14	15	16	17	18
Pettorali e tricipiti	Busto	Quadricipiti & cosce	Recupero attivo	Schiena & bicipiti	Deltoidi	Recupero attivo
19	20	21	22	23	24	25
Pettorali e tricipiti	Busto	Quadricipiti & cosce	Recupero attivo	Schiena & bicipiti	Deltoidi	Recupero attivo
26	27	28	29	30	31	
Pettorali e tricipiti	Busto	Quadricipiti & cosce	Recupero attivo	Schiena & bicipiti	Deltoidi	Recupero attivo

CALENDARIO "INTENSIVO"

				1	2	3	4
5	6	7	8	9	10	11
Pettorali e tricipiti	Busto	Quadricipiti & cosce	Recupero attivo	Schiena & bicipiti	Deltoidi	Recupero attivo
12	13	14	15	16	17	18
Pettorali e tricipiti	Busto	Quadricipiti & cosce	Recupero attivo	Schiena & bicipiti	Deltoidi	Recupero attivo
19	20	21	22	23	24	25
Pettorali e tricipiti	Busto	Quadricipiti & cosce	Recupero attivo	Schiena & bicipiti	Deltoidi	Recupero attivo
26	27	28	29	30	31	
Pettorali e tricipiti	Busto	Quadricipiti & cosce	Recupero attivo	Schiena & bicipiti	Deltoidi	Recupero attivo

CAPITOLO 2: ESERCIZI ALLENAMENTO DI FORZA COMPLETO PER IL MARATONETA

REGIME DI FORMAZIONE

Dovrai essere in grado di completare cinque allenamenti a settimana per le prossime quattro settimane. Questi allenamenti sono stati progettati per produrre non solo la massima crescita muscolare, ma anche per garantire che ogni gruppo muscolare sia uniformemente allenato.

NON LESINARE SUL RETAZZA DI ERO

Nei giorni in cui non è previsto un allenamento, dovrai completare una sessione di recupero attivo, oltre ad uno stretching di routine. Questo perché vogliamo garantire che i nostri muscoli mantengano la mobilità ottimale, così come vogliamo aumentarne la massa.

COSA FARÒ IN GRADO DI REALIZZARE DOPO QUESTO PROGRAMMA?

Lo scopo del programma è quello di lavorare in sinergia con la dieta prescritta nel libro, al fine di produrre la massima crescita. Aspettati di diventare più muscoloso, più forte e più snello.

STRUTTURA DEGLI ALLENAMENTI

Ogni settimana verrà divisa in 5 allenamenti denominati "splits" nel libro, che hanno come obiettivo uno specifico gruppo di muscoli. Queste divisioni saranno organizzate come segue: pettorali e tricipiti, schiena e bicipiti, quadricipiti e bicipiti femorali (cosce), trapezoidali e deltoidi (spalle) e addominali (busto). Inoltre, dovrai svolgere 2 sessioni di recupero attivo e stretching nei giorni senza allenamento. Questi ultimi coprono tutto il corpo, indipendentemente da quale sia l'ultimo gruppo di muscoli sul quale hai lavorato.

- ✓ **Per le settimane 1 e 3 completa gli esercizi:** 1,2,7,8 per ogni divisione, ad eccezione delle spalle per le quali dovrai sempre completare 1,2,3,4
- ✓ Per le settimane 2 e 4 completa gli esercizi: 3,4,5,6 per ogni divisione, ad eccezione delle spalle per le quali dovrai sempre completare 1,2,3,4

ALLENAMENTO INTENSIVO

Mi sono preso la libertà di creare un calendario intensivo. Le divisioni rimangono le stesse, con l'eccezione che gli esercizi saranno raddoppiati. Ti consiglio di non modificare i pesi o le ripetizioni. Puoi prenderti qualche pausa in più tra le sessioni.

STRETCHING

Si tratta di una serie di 7 esercizi di allungamento che l'atleta dovrà completare nei giorni contrassegnati come "recupero attivo".

1. **Allungamento completo di spalle e pettorali:** Aggrappati ad un palo sulla squat rack o qualche altro oggetto con il braccio completamente esteso. Ruota il corpo senza muovere il braccio fino a sentire un dolore nel torace e nelle spalle. Mantieni questa posizione per 90 secondi. Ripeti con l'altro braccio.

2. **Allungamento Sospeso:** Aggrappati ad una barra di pull-up con i palmi rivolti verso l'esterno. Appenditi per 90 secondi.

3. **Allungamento dei tricipiti:** estendi le braccia sopra la testa. Con un braccio afferra la parte posteriore del collo. Con l'altra mano prendi il gomito del braccio piegato e tirarlo verso il collo. Mantieni questa posizione per 90 secondi. Ripeti con l'altro braccio.

4. **Allungamento quadricipiti:** Mettiti davanti a un muro. Metti una mano sul muro e appoggiati su di essa. Tira la gamba opposta all'indietro con la mano che è libera in modo da far toccare il piede al sedere. Mantieni la posizione per 90 secondi. Ripeti con l'altra gamba.

5. **Allungamento polpacci:** stai ad un metro dal muro e lasciati cadere su di esso, appoggiandoti con entrambe le mani. Dovresti riuscire a creare un angolo con il tuo corpo verso il muro. Mantieni la posizione per 90 secondi.

6. **Allungamento tendine del ginocchio:** Siediti sul pavimento e raddrizza una gamba di fronte a te. Piega il ginocchio opposto mettendo il piede contro la coscia della gamba tesa. Allunga il braccio lungo la gamba stesa. Mantieni la posizione per 90 secondi. Ripeti con la gamba opposta.

7. **Allungamento addominali:** Sdraiati sulla pancia con le mani solleva il busto (le gambe devono essere diritte, il busto deve curvare verso l'alto). Mantieni la posizione per 90 secondi.

SESSIONI DI RETAZZA DI ERO ATTIVO

Si tratta di una serie di 6 esercizi che dovrai completare prima di ogni allenamento (indicato come split in questo libro), in combinazione con 30 minuti di cardio ad intensità moderata. Inoltre, dovrai anche completare questi esercizi nei 3 giorni settimanali segnati come "recupero attivo" prima dello stretching.

1. **Roll-over's into V-sits**: Inizia da seduto sul pavimento. Successivamente spingi il corpo all'indietro facendo rientrare le ginocchia verso l'interno in modo che tocchino il petto (il tuo peso dovrebbe essere sul retro) con le braccia tese a terra. Infine, passa alla posizione successiva allargando le gambe in modo da formare una V. Ripeti per 15 volte.

2. **Fire Hydrants**: Inizia piegando le ginocchia, palmi a terra (larghezza delle spalle). Assicurati di tenere diritta la schiena. Senza muovere la schiena, disegna un cerchio con il ginocchio in modo che si muova verso l'esterno, in avanti e indietro. Ripeti l'operazione per ogni gamba 15 volte.

3. **IT band foam rolling**: inizia a rotolare con un rullo di gomma piuma sotto l'anca fino alle cosce. Esegui 10-15 volte. Concentrati in particolare sulle aree difficili.

4. **Abductors foam rolling**: inizia a rotolare posizionando un rullo di gomma piuma sotto la piega del tuo fianco e lavoraci su. Concentrati in particolare sulle zone più difficili. Esegui 10-15 rotolamenti.

5. **Glute lacrosse ball smash**: metti una pallina da tennis sotto il sedere. Falla arrivare fino ad una gamba e trova un punto dolente. Concentrati su quella zona rotolando per 60 secondi. Ripeti l'operazione sull'altro lato.

6. **Groaners**: Inizia in una posizione di push up. Utilizzando entrambe le gambe, salta in avanti senza muovere le mani, e cerca di toccarti le mani con I piedi. Salta tornando alla posizione di push-up. Ripeti per 20 volte.

ESERCIZI PER PETTORALI E TRICIPITI

Questi sono gli esercizi che condizioneranno il
petto ed i tricipiti.

1. **Weighted dips (tricipiti)**

MODALITA':

a. Indossa un peso ed inserisci una quantità
adeguata di pesi intorno al busto. In
alternativa, tieni un manubrio tra le gambe.
b. Posiziona le mani su ogni lato della barra in
modo che le braccia siano completamente
distese e sostienila
c. Abbassa il corpo piegando il gomito
garantendo nel contempo che il movimento
sia controllato
d. Porta il corpo indietro fino alla posizione di
partenza

REP SCHEMA:

*** 3 serie da 10-12 ripetizioni. Ogni serie dovrebbe essere difficile, ma non dovresti mai raggiungere lo sfinimento totale. Dovresti essere in grado di eseguire ancora 2-3 ripetizioni 2-3 dopo la 10. Regola il numero di ripetizioni fino a quando I criteri saranno totalmente soddisfatti, ma non modificare il numero di serie. Se l'esercizio è troppo difficile, esegui i sollevamenti senza il peso. Se ancora troppo difficile, eseguire l'esercizio con una macchina specifica.

Benefici alla salute:

+++ Crescita, ++ Forza, ++ Resistenza

2. **Weighted diamond push-ups (tricipiti)**

MODALITA':

a. Sdraiati sul pavimento a faccia in giù e posiziona le mani alla larghezza delle spalle.
b. Chiedi a qualcuno di aiutarti a posizionare un peso significativo sulla schiena
c. Lentamente abbassati verso il torace ad una spanna dal pavimento
d. Spingiti verso l'alto

REP SCHEMA:

*** 3 serie da 10-12 ripetizioni. Ogni serie dovrebbe essere difficile, ma non dovresti mai raggiungere lo sfinimento totale. Dovresti essere in grado di eseguire ancora 2-3 ripetizioni 2-3 dopo la 10. Regola il peso fino a quando I criteri saranno totalmente soddisfatti, ma non modificare il numero di serie o ripetizioni.

Benefici alla salute:

+++ Crescita, ++ Forza, ++ Resistenza

3. **Skull crushers (tricipiti)**

MODALITA':

a. Afferra la barra con una presa convinta e tienila con i gomiti stretti
b. Sdraiati sulla panca garantendo nel contempo che le braccia formino un angolo di 90 gradi
c. Senza muovere le braccia, abbassa la barra
d. Solleva la barra in posizione di partenza

REP SCHEMA:

*** 3 serie da 10-12 ripetizioni. Ogni serie dovrebbe essere difficile, ma non dovresti mai raggiungere lo sfinimento totale. Dovresti essere in grado di eseguire ancora 2-3 ripetizioni 2-3 dopo la 10. Regola il peso fino a quando I criteri saranno totalmente soddisfatti, ma non modificare il numero di serie o ripetizioni.

Benefici alla salute:

+++ Crescita, ++ Forza, ++ Resistenza

4. **Estensione tricipiti (tricipiti)**

MODALITA':

a. Siediti su una macchina per l'estensione dei tricipiti
b. Metti le braccia contro i cuscinetti e afferra la barra dalle maniglie
c. Abbassa le braccia estendendo i gomiti
d. Ritorna alla posizione di partenza

REP SCHEMA:

*** 3 serie da 10-12 ripetizioni. Ogni serie dovrebbe essere difficile, ma non dovresti mai raggiungere lo sfinimento totale. Dovresti essere in grado di eseguire ancora 2-3 ripetizioni 2-3 dopo la 10. Regola il peso fino a quando I criteri saranno totalmente soddisfatti, ma non modificare il numero di serie o ripetizioni.

Benefici alla salute:

+++ Crescita, ++ Forza, + Resistenza

5. **Bench press (pettorali)**

MODALITA':

a. Adagiati sulla panca con i piedi appoggiati al pavimento
b. Afferra la barra con una presa che sia leggermente più ampia rispetto alla larghezza delle spalle
c. Solleva la barra in modo che sia sopra il centro del petto
d. Abbassa la barra fino a toccare il petto o la parte più vicina ad esso
e. Rilascia la barra fino a quando le braccia saranno completamente estese
f. Ripeti d-e

REP SCHEMA:

*** 3 serie da 10-12 ripetizioni. Ogni serie dovrebbe essere difficile, ma non dovresti mai raggiungere lo sfinimento totale. Dovresti essere in grado di eseguire ancora 2-3 ripetizioni 2-3 dopo la 10. Regola il peso fino a quando I criteri saranno totalmente soddisfatti, ma non modificare il numero di serie o ripetizioni.

Benefici alla salute:

+++ Crescita, ++ Forza, + Resistenza

6. **Panca inclinata (pettorali)**

MODALITA':

a. Sdraiati sulla panca inclinata e con i piedi appoggiati al pavimento
b. Afferra la barra con una presa che sia leggermente più ampia rispetto alla larghezza delle spalle
c. Solleva la barra in modo che sia sopra il centro del petto
d. Abbassa la barra fino a toccare il petto o la parte più vicina ad esso
e. Rilascia la barra fino a quando le braccia saranno completamente estese
f. Ripeti d-e

REP SCHEMA:

*** 3 serie da 10-12 ripetizioni. Ogni serie dovrebbe essere difficile, ma non dovresti mai raggiungere lo sfinimento totale. Dovresti essere in grado di eseguire ancora 2-3 ripetizioni 2-3 dopo la 10. Regola il peso fino a quando I criteri saranno totalmente soddisfatti, ma non modificare il numero di serie o ripetizioni.

Benefici alla salute:

+++ Crescita, ++ Forza, + Resistenza

7. **Dumbbell Press (pettorali)**

MODALITA':

a. Stai seduto sulla panchina con i piedi appoggiati sul pavimento
b. Afferra i manubri e mettili sulle cosce
c. Sdraiati mentre calci i pesi in modo che le braccia siano completamente distese mentre li sorreggi
d. Abbassa i pesi fino a toccare il petto o la parte più vicina ad esso
e. Alza i pesi fino a quando le braccia saranno completamente estese
f. Ripeti d-e

REP SCHEMA:

*** 3 serie da 10-12 ripetizioni. Ogni serie dovrebbe essere difficile, ma non dovresti mai raggiungere lo sfinimento totale. Dovresti essere in grado di eseguire ancora 2-3 ripetizioni 2-3 dopo la 10. Regola il peso fino a quando I criteri saranno totalmente soddisfatti, ma non modificare il numero di serie o ripetizioni.

Benefici alla salute:

+++ Crescita, ++ Forza, + Resistenza

8. **Dumbbell flies (pettorali)**

MODALITA':

a. Siediti su una panca piana, con un manubrio per ogni mano
b. Appoggia i pesi sulle cosce
c. Sdraiati sulla panca mentre usi le cosce per sollevare i manubri in una posizione di pressing
d. Mentre le braccia sono completamente estese, abbassa le braccia su ogni lato
e. Fai tornare le braccia alla posizione di partenza, mentre schiacci il petto

Rep schema:

*** 3 serie da 10-12 ripetizioni. Ogni serie dovrebbe essere difficile, ma non dovresti mai raggiungere lo sfinimento totale. Dovresti essere in grado di eseguire ancora 2-3 ripetizioni 2-3 dopo la 10. Regola il peso fino a quando I criteri saranno totalmente soddisfatti, ma non modificare il numero di serie o ripetizioni.

Benefici alla salute:

+++ Crescita, ++ Forza, + Resistenza

ESERCIZI PER TRAPEZIO & DELTOIDE

Questi sono gli esercizi che condizioneranno le
spalle.

1. **Overhead barbell shoulder press (deltoidi)**

MODALITA':

a. Posizionati di fronte alla barra mantenendo
la larghezza delle spalle
b. Assicurati che la barra sia all'altezza delle
spalle
c. Afferra la barra in un punto più stretto
rispetto alla larghezza delle spalle con
entrambe le mani rivolte verso l'esterno
d. Porta la barra verso l'alto in una linea
verticale, spostando leggermente il mento
indietro
e. Abbassa la barra in posizione di partenza

REP SCHEMA:

*** 3 serie da 10-12 ripetizioni. Ogni serie dovrebbe essere difficile, ma non dovresti mai raggiungere lo sfinimento totale. Dovresti essere in grado di eseguire ancora 2-3 ripetizioni 2-3 dopo la 10. Regola il peso fino a quando I criteri saranno totalmente soddisfatti, ma non modificare il numero di serie o ripetizioni.

Benefici alla salute:

+++ Forza, +++ Potenza

2. **Seated dumbbell shoulder press (deltoidi)**

MODALITA':

a. Siediti con i pesi posti sulla parte superiore delle cosce
b. Sposta i pesi sollevando le ginocchia
c. Dovresti ritrovarti in una posizione di pressing
d. Porta il peso verso l'alto in una linea verticale
e. Abbassa i pesi e torna alla posizione di partenza

REP SCHEMA:

*** 3 serie da 10-12 ripetizioni. Ogni serie dovrebbe essere difficile, ma non dovresti mai raggiungere lo sfinimento totale. Dovresti essere in grado di eseguire ancora 2-3 ripetizioni 2-3 dopo la 10. Regola il peso fino a quando I criteri saranno totalmente soddisfatti, ma non modificare il numero di serie o ripetizioni.

Benefici alla salute:

+++ Crescita, ++ Forza, + Resistenza

3. **Dumbbell lateral raises (deltoidi)**

MODALITA':

a. In piedi alla larghezza delle spalle, con un peso in entrambe le mani
b. Solleva il peso su ogni lato, con i palmi rivolti verso il basso fino a quando le braccia saranno perpendicolari al busto
c. Riporta I pesi verso il basso, in posizione di partenza

REP SCHEMA:

*** 3 serie da 10-12 ripetizioni. Ogni serie dovrebbe essere difficile, ma non dovresti mai raggiungere lo sfinimento totale. Dovresti essere in grado di eseguire ancora 2-3 ripetizioni 2-3 dopo la 10. Regola il peso fino a quando I criteri saranno totalmente soddisfatti, ma non modificare il numero di serie o ripetizioni.

Benefici alla salute:

+++ Crescita, ++ Forza, + Resistenza

4. **Upright row (deltoidi)**

MODALITA':

a. In piedi alla larghezza delle spalle con bilanciere in mano
b. Alza il bilanciere con il palmo rivolto verso l'interno in senso verticale
c. Abbassa il peso in posizione di partenza

REP SCHEMA:

*** 3 serie da 10-12 ripetizioni. Ogni serie
dovrebbe essere difficile, ma non dovresti
mai raggiungere lo sfinimento
totale. Dovresti essere in grado di eseguire
ancora 2-3 ripetizioni 2-3 dopo la 10. Regola
il peso fino a quando I criteri saranno
totalmente soddisfatti, ma non modificare il
numero di serie o ripetizioni.

Benefici alla salute:

+++ Crescita, ++ Forza, + Resistenza

ESERCIZI PER SCHIENA&BICIPITI

Questi sono gli esercizi che condizioneranno la
schiena e bicipiti.

1. **Pull-up (schiena)**

MODALITA':

a. Afferra la barra alla larghezza delle spalle con
i palmi rivolti in avanti.
b. Dopo esserti appeso, porta leggermente il
corpo all'indietro, come a formare una
piccola inclinazione
c. Porta in alto il busto fino a farlo toccare la
barra oppure porta la parte superiore del
petto il più vicino possibile alla barra
d. Abbassati e ripeti

REP SCHEMA:

*** 3 serie da 10-12 ripetizioni. Ogni serie dovrebbe essere difficile, ma non dovresti mai raggiungere lo sfinimento totale. Dovresti essere in grado di eseguire ancora 2-3 ripetizioni 2-3 dopo la 10. Regola il peso fino a quando I criteri saranno totalmente soddisfatti, ma non modificare il numero di serie o ripetizioni.

Benefici alla salute:

+++ Crescita, ++ Forza, + Resistenza

2. **Bent-over barbell row (schiena)**

MODALITA':

a. Prendi il bilanciere con i palmi rivolti verso l'interno
b. Lascia andare il bilanciere finché sarà al di sotto del punto vita o fino a quando le braccia saranno completamente distese
c. Fletti leggermente le ginocchia e piega il busto in avanti, badando a non torcerlo
d. La testa deve guardare in Avanti e le gambe con il busto dovrebbero formare una specie di L mentre tieni tra le mani il bilanciere
e. Pur mantenendo fermo il busto, solleva il bilanciere verso la bocca dello stomaco

f. Abbassa il bilanciere fino alla posizione di partenza

REP SCHEMA:
*** 3 serie da 10-12 ripetizioni. Ogni serie dovrebbe essere difficile, ma non dovresti mai raggiungere lo sfinimento totale. Dovresti essere in grado di eseguire ancora 2-3 ripetizioni 2-3 dopo la 10. Regola il peso fino a quando I criteri saranno totalmente soddisfatti, ma non modificare il numero di serie o ripetizioni.

Benefici alla salute:

+++ Crescita, ++ Forza, + Resistenza

3. **Renegade row (schiena)**

MODALITA':

a. Posizione due kettlebell alla larghezza delle spalle sul pavimento
b. Posizionati come per un push-up e con le mani afferra I due pesi
c. Esegui un push-up
d. Nella parte superiore del movimento, posiziona il kettlebell come faresti con un bilanciere
e. Ripeti l'operazione con l'altra mano

REP SCHEMA:

*** 3 serie da 10-12 ripetizioni. Ogni serie dovrebbe essere difficile, ma non dovresti mai raggiungere lo sfinimento totale. Dovresti essere in grado di eseguire ancora 2-3 ripetizioni 2-3 dopo la 10. Regola il peso fino a quando I criteri saranno totalmente soddisfatti, ma non modificare il numero di serie o ripetizioni.

Benefici alla salute:

+++ Crescita, ++ Forza, + Resistenza

4. **Long bar row (schiena)**

MODALITA':

a. Metti il peso su un lato di un bilanciere
b. Piegati in una posizione da vogatore
c. Afferra la barra con entrambe le mani sul lato dei pesi
d. Porta la barra verso la bocca dello stomaco
e. Abbassa la barra in posizione di partenza

REP SCHEMA:

*** 3 serie da 10-12 ripetizioni. Ogni serie
dovrebbe essere difficile, ma non dovresti
mai raggiungere lo sfinimento
totale. Dovresti essere in grado di eseguire
ancora 2-3 ripetizioni 2-3 dopo la 10. Regola
il peso fino a quando I criteri saranno
totalmente soddisfatti, ma non modificare il
numero di serie o ripetizioni.

Benefici alla salute:

+++ Crescita, ++ Forza, + Resistenza

5. **Hammer curls (bicipite)**

MODALITA':

a. Posizionati con i piedi alla larghezza delle
    spalle con un manubrio in ogni mano
b. Ruota i pesi, garantendo nel contempo che I
    palmi siano di fronte alle cosce
c. Tieni premuto per un secondo al massimo
    della compressione
d. Rilascia i pesi e torna alla posizione di
    partenza

REP SCHEMA:

*** 3 serie da 10-12 ripetizioni. Ogni serie dovrebbe essere difficile, ma non dovresti mai raggiungere lo sfinimento totale. Dovresti essere in grado di eseguire ancora 2-3 ripetizioni 2-3 dopo la 10. Regola il peso fino a quando I criteri saranno totalmente soddisfatti, ma non modificare il numero di serie o ripetizioni.

Benefici alla salute:

+++ Crescita, ++ Forza, + Resistenza

6. **Dumbbell curls (bicipite)**

MODALITA':

a. Posizionati con i piedi alla larghezza delle spalle con un manubrio in ogni mano
b. Ruota i pesi, garantendo nel contempo che I palmi siano girati verso di te
c. Tieni premuto per un secondo al massimo della compressione
d. Abbassare i pesi torna alla posizione di partenza

REP SCHEMA:

*** 3 serie da 10-12 ripetizioni. Ogni serie
dovrebbe essere difficile, ma non dovresti
mai raggiungere lo sfinimento
totale. Dovresti essere in grado di eseguire
ancora 2-3 ripetizioni 2-3 dopo la 10. Regola
il peso fino a quando I criteri saranno
totalmente soddisfatti, ma non modificare il
numero di serie o ripetizioni.

Benefici alla salute:

+++ Crescita, ++ Forza, + Resistenza

7. **Barbell curl (bicipiti)**

MODALITA':

a. Posizionati in piedi alla larghezza delle spalle
con un bilanciere e i palmi rivolti verso
l'esterno
b. Le mani devono essere posizionate
leggermente più strette rispetto alla
larghezza delle spalle
c. Ruota il peso per un secondo verso l'alto
d. Rilascia il peso e torna alla posizione di
partenza

REP SCHEMA:

*** 3 serie da 10-12 ripetizioni. Ogni serie dovrebbe essere difficile, ma non dovresti mai raggiungere lo sfinimento totale. Dovresti essere in grado di eseguire ancora 2-3 ripetizioni 2-3 dopo la 10. Regola il peso fino a quando I criteri saranno totalmente soddisfatti, ma non modificare il numero di serie o ripetizioni.

Benefici alla salute:

+++ Crescita, ++ Forza, + Resistenza

8. **Cable hammer curls (bicipite)**

MODALITA':

a. Lega una corda ad una carrucola e impostala all'altezza più bassa
b. Stai a due passi dalla carrucola
c. Afferra la corda e ruota il peso garantendo al contempo che i gomiti siano verso l'interno
d. Abbassa il peso alla posizione di partenza

REP SCHEMA:

*** 3 serie da 10-12 ripetizioni. Ogni serie dovrebbe essere difficile, ma non dovresti mai raggiungere lo sfinimento totale. Dovresti essere in grado di eseguire ancora 2-3 ripetizioni 2-3 dopo la 10. Regola il peso fino a quando I criteri saranno totalmente soddisfatti, ma non modificare il numero di serie o ripetizioni.

Benefici alla salute:

+++ Crescita, ++ Forza, + Resistenza

ESERCIZI PER QUADRICIPITI, TENDINI DEL GINOCCHIO E POLPACCI

Questi sono gli esercizi che condizioneranno la parte più bassa del corpo.

1. **Seated leg curls (quadricipiti)**

MODALITA':

a. Siediti sulla macchina
b. Posiziona la gamba sul pad
c. Solleva le gambe fino a quando saranno completamente estese e mantieni la posizione per 1 secondo
d. Rilascia il peso e torna alla posizione di partenza

REP SCHEMA:

*** 3 serie da 10-12 ripetizioni. Ogni serie dovrebbe essere difficile, ma non dovresti mai raggiungere lo sfinimento totale. Dovresti essere in grado di eseguire ancora 2-3 ripetizioni 2-3 dopo la 10. Regola il peso fino a quando I criteri saranno totalmente soddisfatti, ma non modificare il numero di serie o ripetizioni.

Benefici alla salute:

+++ Crescita, ++ Forza, + Resistenza

2. **Weighted lunge (quadricipiti)**

MODALITA':

a. Posizionati in piedi alla larghezza delle spalle
b. Metti la gamba destra in avanti per quanto possibile, senza strafare
c. Piega la gamba sinistra fino a quando il ginocchio sinistro sta per toccare il pavimento
d. Rialzati
e. Ripeti con la gamba sinistra (piegando la destra)

REP SCHEMA:

*** 3 serie da 10-12 ripetizioni. Ogni serie dovrebbe essere difficile, ma non dovresti mai raggiungere lo sfinimento totale. Dovresti essere in grado di eseguire ancora 2-3 ripetizioni 2-3 dopo la 10. Regola il peso fino a quando I criteri saranno totalmente soddisfatti, ma non modificare il numero di serie o ripetizioni.

Benefici alla salute:

+++ Crescita, ++ Forza, + Resistenza

3. **High-bar squat (quadricipiti)**

MODALITA':

a. Posizionati con i piedi alla larghezza delle spalle
b. Predi la barra con entrambe le braccia su ogni lato della barra, alla larghezza delle spalle (la barra deve essere all'altezza delle spalle)
c. Tenendo la barra, posizionati al di sotto di essa, in modo che poggi sulle tue spalle
d. Tirati su in modo che il peso della barra sia tutto sulle spalle
e. Fai un passo indietro e comincia ad abbassarti piegando le ginocchia

f. Torna indietro fino alla piena estensione delle gambe

REP SCHEMA:
*** 3 serie da 10-12 ripetizioni. Ogni serie dovrebbe essere difficile, ma non dovresti mai raggiungere lo sfinimento totale. Dovresti essere in grado di eseguire ancora 2-3 ripetizioni 2-3 dopo la 10. Regola il peso fino a quando I criteri saranno totalmente soddisfatti, ma non modificare il numero di serie o ripetizioni.

Benefici alla salute:

+++ Crescita, ++ Forza, + Resistenza

4. **Close-stance squat (quadricipiti)**

MODALITA':

a. Stai con i piedi il più vicino possibile, senza farli toccare
b. Siediti muovendo i fianchi e la schiena con le braccia estese di fronte a te
c. Assicurati di guardare in Avanti come nello squat e di tenere la schiena diritta
d. Rialzati con le gambe completamente estese

REP SCHEMA:

*** 3 serie da 10-12 ripetizioni. Ogni serie dovrebbe essere difficile, ma non dovresti mai raggiungere lo sfinimento totale. Dovresti essere in grado di eseguire ancora 2-3 ripetizioni 2-3 dopo la 10. Regola il peso fino a quando I criteri saranno totalmente soddisfatti, ma non modificare il numero di serie o ripetizioni.

Benefici alla salute:

+++ Crescita, ++ Forza, + Resistenza

5. **Front squat (quadricipiti)**

MODALITA':

a. Posizionati con i piedi alla larghezza delle spalle davanti al bilanciere
b. Posiziona il peso tra spalle e braccia
c. Alza le braccia e passa attorno al bilanciere in modo che le spalle facciano da piattaforma
d. Fai uno squat fino a quando i quadricipiti saranno paralleli al pavimento garantendo nel contempo che la schiena sia dritta
e. Torna velocemente nella posizione di partenza

REP SCHEMA:

*** 3 serie da 10-12 ripetizioni. Ogni serie dovrebbe essere difficile, ma non dovresti mai raggiungere lo sfinimento totale. Dovresti essere in grado di eseguire ancora 2-3 ripetizioni 2-3 dopo la 10. Regola il peso fino a quando I criteri saranno totalmente soddisfatti, ma non modificare il numero di serie o ripetizioni.

Benefici alla salute:

+++ Crescita, ++ Forza, + Resistenza

6. **Stiff legged barbell deadlift (muscoli posteriori della coscia)**

MODALITA':

a. Stai con I piedi alla larghezza delle spalle schiena dritta e le gambe divaricate
b. Afferra la barra che sarà appoggiata sul pavimento con I palmi verso il basso
c. Piega il busto (piegamento) fino a quando potrai raggiungere la barra
d. Assicurati di non piegare le ginocchia e di stare dritto con la schiena
e. Abbassati e ripeti

REP SCHEMA:

*** 3 serie da 10-12 ripetizioni. Ogni serie dovrebbe essere difficile, ma non dovresti mai raggiungere lo sfinimento totale. Dovresti essere in grado di eseguire ancora 2-3 ripetizioni 2-3 dopo la 10. Regola il peso fino a quando I criteri saranno totalmente soddisfatti, ma non modificare il numero di serie o ripetizioni.

Benefici alla salute:

+++ Crescita, ++ Forza, + Resistenza

7. **Deadlift (quadricipiti, muscoli posteriori della coscia)**

MODALITA':

a. Stai con I piedi alla larghezza delle spalle di fronte a un bilanciere
b. Piega le ginocchia (in avanti) e prendi la barra con entrambe le mani
c. Inizia ad alzarti con le gambe mentre mantieni il busto in posizione eretta
d. Ora dovresti trovarti in piedi in posizione verticale con il bilanciere in mano
e. Abbassa il peso e ripeti

REP SCHEMA:

*** 3 serie da 10-12 ripetizioni. Ogni serie dovrebbe essere difficile, ma non dovresti mai raggiungere lo sfinimento totale. Dovresti essere in grado di eseguire ancora 2-3 ripetizioni 2-3 dopo la 10. Regola il peso fino a quando I criteri saranno totalmente soddisfatti, ma non modificare il numero di serie o ripetizioni.

Benefici alla salute:

+++ Crescita, ++ Forza, + Resistenza

8. **Hamstring curls (muscoli posteriori della coscia)**

MODALITA':

a. Adagiati sulla macchina
b. Posiziona la parte superiore delle caviglie sul cuscino
c. Solleva le gambe e mantieni la posizione per un secondo
d. Abbassa il peso e ripeti

REP SCHEMA:

*** 3 serie da 10-12 ripetizioni. Ogni serie dovrebbe essere difficile, ma non dovresti mai raggiungere lo sfinimento totale. Dovresti essere in grado di eseguire ancora 2-3 ripetizioni 2-3 dopo la 10. Regola il peso fino a quando I criteri saranno totalmente soddisfatti, ma non modificare il numero di serie o ripetizioni.

Benefici alla salute:

+++ Crescita, ++ Forza, + Resistenza

Esercizi addominali (busto)

Questi sono gli esercizi che condizioneranno il busto.

1. **Dumbbell side-bend**

MODALITA':

a. Stai in piedi con un manubrio tenuto da entrambe le mani, alla larghezza delle spalle
b. Piegati lateralmente in vita
c. Ripeti l'operazione per l'altro lato

REP SCHEMA:

3x20 piegamenti per lato

Benefici alla salute:
++ Forza, ++ Resistenza, +++ Stabilità del busto

2. **Cable crunch**

MODALITA':

a. Inginocchiati sotto una carrucola di una macchina con una corda
b. Afferra la corda con entrambe le mani
c. Fletti i fianchi in modo da coinvolgere gli addominali e solleva il peso
d. Abbassati con la schiena
e. Ritorna alla posizione di partenza

REP SCHEMA:

3x20 piegamenti per lato

Benefici alla salute:
++ Forza, ++ Resistenza, +++ Stabilità del busto

3. **Weighted Russian Twist**

MODALITA':

a. Sdraiati sul pavimento (seduto) con le gambe piegate sulle ginocchia
b. Assicurati che il busto sia in posizione verticale in modo da fare una V con le cosce
c. Estendi le braccia mentre tieni in mano un peso e ruota il busto verso destra per quanto ti è possibile
d. Ripeti ruotando a sinistra

REP SCHEMA:

*** 3 serie da 20 ripetizioni. Ogni serie dovrebbe essere difficile, ma non dovresti mai raggiungere lo sfinimento totale. Dovresti essere in grado di eseguire ancora 2-3 ripetizioni dopo la 20. Regola il numero di ripetizioni fino a quando I criteri saranno totalmente soddisfatti, ma non modificare il numero di serie.

Benefici alla salute:

++ Forza, +++ Stabilità del busto

4. **Leg raise**

MODALITA':

a. Sdraiati sul pavimento con le gambe dritte
b. Metti le mani accanto ai glutei, su ogni lato
c. Solleva le gambe per fare un angolo di 90 gradi, garantendo nel contempo che le gambe siano diritte (le mani devono aiutare a bilanciare te stesso e a mantenerti sul pavimento)

REP SCHEMA:

*** 3 serie da 20 ripetizioni. Ogni serie dovrebbe essere difficile, ma non dovresti mai raggiungere lo sfinimento totale. Dovresti essere in grado di eseguire ancora 2-3 ripetizioni dopo la 20. Regola il numero di ripetizioni fino a quando I criteri saranno totalmente soddisfatti, ma non modificare il numero di serie.

Benefici alla salute:

++ Forza, +++ Stabilità del busto

5. **Crunch**

MODALITA':

a. Sdraiati sul pavimento rivolto verso l'alto
b. Piega le ginocchia in modo da formare un angolo di 90 gradi
c. Solleva il busto di poco, in modo da non far toccare le spalle con il pavimento (non sederti completamente)

REP SCHEMA:

*** 3 serie da 40 ripetizioni. Ogni serie dovrebbe essere difficile, ma non dovresti mai raggiungere lo sfinimento totale. Dovresti essere in grado di eseguire ancora 2-3 ripetizioni dopo la 40. Regola il numero di ripetizioni fino a quando I criteri saranno totalmente soddisfatti, ma non modificare il numero di serie.

Benefici alla salute:
+++ Resistenza, +++ Stabilità del busto

6. **Push-up plank**

MODALITA':

a. Posizionati come per un push-up
b. Scendi in modo da trovarti nella prima metà del movimento push-up
c. Mantieni questa posizione

REP SCHEMA:
*** 3 serie da 60 secondi. Ogni serie dovrebbe essere difficile, ma non dovresti mai raggiungere lo sfinimento totale. Regola il tempo, se necessario, ma non il numero di serie.

Benefici alla salute:
+++ Resistenza, ++ Stabilità del busto

7. Lying windmills hold

MODALITA':

a. Sdraiati a faccia in su con le braccia estese e solleva le gambe in modo da formare un angolo di 90 gradi
b. Mantieni la posizione

REP SCHEMA:
*** 3 serie da 60 secondi.

Benefici alla salute:
+++ Resistenza, +++ Forza

8. Bicycle crunch

MODALITA':

a. Sdraiati sulla schiena con le mani dietro la testa

b. Piega le gambe in modo da formare un angolo di 90 gradi
c. Porta il ginocchio destro verso il gomito sinistro e falli toccare, se possibile
d. Ripeti con il ginocchio sinistro

REP SCHEMA:

*** 3 serie da 20 ripetizioni. Ogni serie dovrebbe essere difficile, ma non dovresti mai raggiungere lo sfinimento totale. Dovresti essere in grado di eseguire ancora 2-3 ripetizioni dopo la 20. Regola il numero di ripetizioni fino a quando I criteri saranno totalmente soddisfatti, ma non modificare il numero di serie.

Benefici alla salute:
+++ Forza, +++ Resistenza

ESERCIZI CARDIOVASCOLARI

Questi sono gli esercizi che dovrai completare prima di ogni allenamento ad intensità moderata.

1. High-intensity training(HIT) sprints

MODALITA':

L'idea è quella di realizzare il secondo sprint 8x30 alla massima intensità con 2 minuti di riposo tra ogni sprint.

Benefici alla salute:

++ Potenza, +++ Recupero, +++ Velocità

2. **Hill Sprint (HIT)**

MODALITA':
L'idea è di eseguire uno sprint di 5x 10-30 secondi su una collina o una superficie inclinata con 2 minuti di riposo tra ogni sprint.

Benefici alla salute:
+++ Potenza, +++ Velocità

GLOSSARIO

Recupero attivo: riposa I tuoi muscoli rimanendo in movimento in modo che l'afflusso di sangue acceleri il recupero

Bicipiti: muscoli del braccio (regione interna)

Deltoidi: muscoli della spalla

Trapezi: muscoli trapezoidali (sotto il collo)

Crescita: sviluppo muscolare

Resistenza: la capacità di produrre qualcosa per un lungo periodo di tempo

Sfinimento: completo esaurimento, l'impossibilità di continuare

Potenza: la capacità di produrre più energia nel più breve lasso di tempo

Quadricipiti: muscoli quadricipiti (cosce regione esterna)

Muscoli posteriori della coscia: i tendini sopra al ginocchio (regione interna delle cosce)

Forza: la capacità di sollevare carichi pesanti a parità di volume di lavoro

Tricipiti: muscoli delle braccia (regione esterna)

CAPITOLO 3: RICETTE PER COLAZIONI AD ALTO CONTENUTO DI PROTEINE PER LA CRESCITA MUSCOLARE

In questa sezione vogliamo fornirti ricette specifiche da preparare al fine di aumentare il consumo di proteine. Puoi aumentare la quantità di proteine e le porzioni come credi, e puoi anche invertire l'ordine dei pasti, se necessario.

Ad esempio, se preferisci un piatto previsto per la cena invece di quello studiato per il pranzo, puoi proseguire finché non avrai consumato tre pasti e aggiunto un frullato di proteine dopo le ricette indicate.

Le ricette di dolci incluse sono facoltative, vedi tu se includerle nella tua dieta o meno.

Per ottenere i migliori risultati cerca di assumere almeno 5 pasti al giorno e di aggiungere un frullato di proteine pure.

Assicurati di bere molta acqua per aiutare il tuo organismo a digerire le elevate quantità di proteine che stai consumando. A seconda del tuo stile di vita e la quantità di cardio che includerai nel tuo allenamento, la quantità può variare da 10 a 16 bicchieri di acqua al giorno.

Colazione ricetta 1
Cialde di ricotta e pesche

Questa incredibile e semplice colazione ricca di proteine ti farà sentire al Massimo per molte ore e ti fornirà la quantità di energia necessaria per tutta la giornata. La ricotta è un'ottima fonte di proteine e calcio.

Ingredienti:
Cialde di grano
1 fetta/e di pesca
½ tazza di ricotta magra
Preparazione:
Spalma la ricotta e una fetta di pesca sulla cialda.
Calorie: 300
Proteine: 15g
Grassi: 13g
Carboidrati: 38g
Fibra: 6g

Colazione ricetta 2
Insalata di mela, formaggio e cannella

Non c'è niente come una colazione sana e dolce per iniziare la giornata. Se non ti piace la cannella, puoi utilizzare qualsiasi altra spezie. La ricotta contribuirà a rimuovere l'intasamento delle arterie dai grassi, ed è ricca di proteine.

Ingredienti:

¾ tazza di formaggio magro

1 fetta/e di mela

Cannella

Preparazione:

Spalma semplicemente il formaggio magro spolverizzato con la cannella sopra la fetta di mela.

Calorie: 250

Proteine: 25g

Grassi: 2g

Carboidrati: 36

Fibra: 6

Colazione ricetta 3
Classica colazione BLT

Questa è la versione più salutare del classico sandwich. È pieno di proteine che ti daranno una maggiore energia per le tue attività quotidiane.

Ingredienti:
Muffin inglese di grano intero
Maionese light
4 fette di pancetta
Lattuga
Fetta/e di pomodoro

Preparazione:
Utilizza il muffin come base e cappello tagliandolo a metà, spalmale entrambe con la maionese, metti una fetta di pancetta, la lattuga ed il pomodoro.

Calorie: 205
Proteine: 16g
Grassi: 4g
Carboidrati: 30g
Fibra: 3g

Colazione ricetta 4
Yogurt Greco alla frutta

Ogni volta che ti viene in mente di mangiarti uno yogurt, pensa che la versione greca apporta il doppio delle proteine di quella tradizionale. Ecco perchè dovrebbe sempre far parte della tua dieta quotidiana.

Ingredienti:

Yogurt greco 6-once

1 cucchiaio/i/i di noci tritate, tostate di qualsiasi tipo

1-2 cucchiaio/i/i di cereali

½ banana

½ tazza di frutti di bosco

1 arancia

Preparazione:

Cospargi lo yogurt con tutti gli ingredienti e mescola. L'arancia servila a parte.

Calorie: 260

Proteine: 22g

Grassi: 5g

Carboidrati: 38g

Fibra: 3g

Colazione ricetta 5
Galoppata Western ricca di proteine

Si tratta di una meravigliosa colazione che si può preparare la domenica e mangiare tutta la settimana. E' perfetta per mattine faticose ed apporta ben 40 grammi di proteine per la costruzione del muscolo.

Ingredienti:
5 tazze di uova sbattute
1 tazza di formaggio cheddar
8 oz di prosciutto a basso contenuto di sodio
1 tazza di cipolla a fette
1 fettina di peperone
1 Cucchiaio/i/i olio di oliva
5 mele
Preparazione:
Aggiungi dell'olio in una padella a fuoco medio. Quando l'olio sarà caldo, aggiungi I peperoni e le cipolle. Cuoci finché le cipolle diverranno trasparenti. Mescola uova sbattute, prosciutto, formaggio, peperoni e cipolle.
Mescola la frittata. Dall'intera mistura rimuovi una sola porzione, mettendola in un piccolo contenitore da microonde. Passa al microonde per 2 minuti, mescola, e poi per altri 30 secondi. Servi con una mela.
Calorie: 418
Grassi: 13g

Carboidrati: 35g
Fibra: 6g
Proteine: 40g

Colazione ricetta 6
Uova&Prosciutto per 1 minuto

Questa semplice ma molto sana colazione ti terrà pieno fino all'ora di pranzo. Va servita molto calda. Chi avrebbe mai pensato che un piatto classico come questo potesse aiutare lo sviluppo muscolare?

Ingredienti:

1 fettina sottile di prosciutto

1 uovo sbattuto

Formaggio tagliuzzato cheddar

Preparazione:

Fodera il fondo della tazza con le fette di prosciutto. Versa l'uovo sopra il prosciutto. Passa al microonde per 30 secondi e poi mescola. Ripassa al microonde per 15-30 secondi. Cospargi di formaggio. Servi molto caldo.

Calorie: 133

Grassi: 8 g

Sodio: 420 mg

Carboidrati: 2 g

Proteine: 12 g

Colazione ricetta 7
Colazione Uova e Pancetta

Un'altra ricetta sana per mantenerti soddisfatto fino all'ora di pranzo. La maggior parte delle persone apprezzano ogni ingrediente, quindi non c'è alcun motivo per annoiarti a colazione.

Ingredienti:

2 Uova

2 Cucchiaio/i/i di latte o acqua

Sale e pepe

3 cucchiaino/i di burro

4 fette di pane di grano intero

2 fette di formaggio

4 fette di pancetta stufata

Preparazione:

Unisci uova, latte, sale e pepe. Poni 1 cucchiaino/i di burro a sciogliere su fuoco medio. Uniscilo alla mistura di uova. Gira delicatamente le uova nella la padella piegando la frittata. Continua a girare fino al totale addensamento. Togli dal tegame. Spalma i restanti 2 cucchiaino / i di burro in modo uniforme su un lato di ogni fetta di pane. Metti le 2 fette in padella, non dalla parte del burro. Cospargi uniformemente con uova strapazzate, formaggio e pancetta. Copri con il restante pane, con il burro verso l'alto. Passa al grill i panini finché le fette saranno tostate ed il formaggio sciolto.

Calorie: 408

Grassi: 23 g
Colesterolo: 239 mg
Sodio: 698 mg
Carboidrati: 24 g
Fibra: 4 g
Proteine: 23 g

Colazione ricetta 8
Dolci bacche

Non c'è niente di più gustoso di una colazione dolce al mattino presto. Ci vogliono solo 2 minuti per prepararla, e ti terrà pieno per ore.

Ingredienti:

¾ tazza di latte scremato

½ banana

6 once di Yogurt Greco magro

¾ frutti di bosco, freschi o congelati

Cubetti di ghiaccio

Preparazione:

Mescola tutti gli ingredienti in un mixer fino a rendere il tutto cremoso. Divertiti.

Calorie: 265

Proteine: 25 g

Grassi: 1 g

Carboidrati: 40 g

Fibra: 4 g

Colazione ricetta 9
Frittelle giardino vegano

Questo piatto colorato è un bel pacchetto di proteine e molto basso in grassi. È facile da preparare e puoi anche sostituire I vegetali con la frutta e viceversa.

Ingredienti:

Frittella di 1 uovo and 2 o 3 bianchi d'uovo
Una manciata di spinaci, peperoni, funghi, zucchini, cipolle, pomodori (o uno di questi)
Condimento
Basilico
Toast integrali
Mandorle, anacardi o burro d'arachidi

Prepara la frittata e poi aggiungi verdure, basilico tritato, e condimento. Divertiti con un toast e mandorle, anacardi o burro d'arachidi - per I grassi sani.

Calorie: 280
Proteine: 27 g
Grassi: 9 g
Carboidrati: 26 g
Fibra: 5 g

Colazione ricetta 10
Frullato sostituto di un pasto per colazione

Questo frullato è il tuo migliore amico dopo un allenamento di routine vigoroso. Se vuoi tagliare il grasso, fallo senza burro di arachidi.

Ingredienti:

1/2 banana a pezzi
1/2 tazza di frutti di bosco
1 mela
1 prugna
2 cucchiaio/i/i di germe di grano
1 tazza di latte scremato
opzionale 1 cucchiaio/i/i di burro di arachidi

Preparazione:
Metti le banane tritate, la mela, I frutti di bosco e le prugne nel frullatore. Aggiungi il latte scremato e le germe di grano. Aggiungi il burro di arachidi (opzionale). Metti un paio di cubetti di ghiaccio nel frullatore. Servi.

Calorie: 705
Grassi: 21.3 g
Sodio: 177.1 mg
Carboidrati: 101.8 g
Fibra: 22.8 g
Proteine: 43.2 g

Colazione ricetta 11
Colazione Pita 10-Minuti

È facile da fare e molto abbondante! Un sapore delizioso e ricco di proteine.

Ingredienti:

Fetta/e di Jalapenos

una pita

5 spruzzi di burro spray

2 fette di formaggio Americano magro

fetta/e di pomodoro

un uovo grande

Preparazione:

Spruzza la pita su entrambi I lati con del burro spray. Mettici sopra 1 uovo cotto. Adagia i Jalapenos, il pomodoro e 1 fetta di formaggio, e completa con uno strato di pita. Metti nella tostiera a 400 per 10 minuti.

Calorie: 240.1

Grassi: 6.1 g

Colesterolo: 212.5 mg

Sodio: 339.8 mg

Carboidrati: 29.8 g

Fibra: 9.3 g

Proteine: 23.5 g

Colazione ricetta 12
Breakfast con frittelle

È una versione più salutare delle solite frittelle. Facile e veloce da preparare, ti darà molta energia anche per I lavori più faticosi.

Ingredienti:

1 confezione di Yogurt greco magro

6 albumi

2/3 tazza di avena

3 cucchiaini di zucchero

1 cucchiaio/i di cacao amaro

Preparazione:

Miscela uova e yogurt. Mescola la farina d'avena con la polvere di cacao. Spruzza la padella con spray antiaderente e rivesti la teglia. Quando vedi un po' di bolle sulla superficie, capovolgi la frittella.

Calorie: 35.5

Grassi: 0.3 g

Colesterolo: 0.0 mg

Sodio: 37.1 mg

Carboidrati: 6.5 g

Fibra: 0.9 g

Proteine: 23.8 g

CAPITOLO 4: RICETTE PER PRANZI AD ALTO CONTENUTO DI PROTEINE PER LA CRESCITA MUSCOLARE

Pranzo ricetta 1
Chicken Vegetable Casserole

Questa è la versione più sana di un pranzo tradizionale e piacevole. Tutto è fresco e sano, quindi non c'è bisogno di zuppe istantanee o sughi.

Ingredienti:

12 oz dadini cotti petti di pollo

2 cucchiaio/i/I Farina

2 cucchiaino/I burro

10 oz latte scremato

Pepe bianco

1 cucchiaio/i/I condimento italiano

1 cucchiaino/I formaggio parmigiano grattugiato

7 oz penne

2 peperoni gialli o arancioni tritati

1 zucchina tagliata

2 teste tritate di broccoli,

1/3 tazza di Monterey Jack

spray da cucina antiaderente

Preparazione:

Metti il burro in un pentolino già caldo a fuoco medio. Una volta che il burro si scioglierà, aggiungi la farina e mescola per 1 minuto. Aggiungi il latte e continua a mescolare fino a quando bolle. Abbassa la fiamma e fai sobbollire per 10 minuti. Aggiungi pepe, condimento e formaggio. Mescola per amalgamare. Cuoci la pasta secondo le indicazioni sulla confezione. Preriscalda il forno a 350 gradi. Durante l'ultimo minuto di cottura della pasta, aggiungi i broccoli in acqua. Lascia cuocere a fuoco lento.

Scola pasta e broccoli. Spruzza il fondo e i lati di una teglia di 9 x 13 con spray da cucina antiaderente.

In una ciotola, unisci pasta e broccoli con il pollo e le verdure; copri con la salsa. Metti nella teglia. Cospargi con il formaggio Monterey e copri con un foglio.

Cuoci in forno per 20 minuti; rimuovi la pellicola e cuoci ancora fino a quando formaggio sarà sciolto.
Calorie: 320.6
Grassi: 8.9 g
Colesterolo: 51.8 mg
Sodio: 175.3 mg
Carboidrati totali: 36.1 g
Fibra: 8.8 g
Proteine: 27.9 g

Pranzo ricetta 2
BBQ Chicken Flatbreads

Questa ricetta di famiglia è ideale per le calde giornate estive ed è ricca di proteine. Se ti piace la pizza, ma vuoi anche stare in forma, questo è un ottimo sostituto.

Ingredienti:

2 focacce

1 cipolla rossa, a fette

1 peperone giallo o rosso, a fette

pepe nero

12 once petto di pollo disossato e senza pelle

1/4 tazza di salsa barbeque

1 cucchiaio succo di Ananas

1/4 tazza di ananas trito

1/4 tazza di Monterey Jack tagliuzzato

2 fette di pancetta canadese trita

Preparazione:

Preriscalda il grill a 500 gradi Fahrenheit.

Metti le cipolle e I peperoni su un grande foglio di carta, quindi cospargi con il pepe.

Bagna entrambi i lati del pollo con spray da cucina.

Metti verdure e pollo sulla griglia. Cuoci il pollo tre o quattro minuti per lato.

Rimuovi il pollo e verdure dalla griglia, poi abbassa il fuoco a 400 gradi Fahrenheit.

Taglia il pollo a pezzettini. Aggiungi le vuovoies alla griglia, la salsa barbecue ed il succo d'ananas in un frullatore.
Disponi le focacce come fossero delle pizze. Stendi 1/2 tazza di salsa su ogni focaccia e cospargi di pollo, formaggio, ananas, e pancetta e mettile sulla griglia. Cuoci per 10 minuti, fino a quando il formaggio sarà sciolto.
Togli dal fuoco.

Calorie: 233.4
Grassi: 5.1 g
Colesterolo: 61.5 mg
Sodio: 234.2 mg
Carboidrati totali: 21.4 g
Fibra: 2.9 g
Proteine: 25.8 g

Pranzo ricetta 3
Mexican Casserole

Questo è uno dei piatti favoriti della famiglia! È sano, piccante e ricco di proteine.

1 barattolo di crema di zuppa di funghi
1 lattina di zuppa di pollo magra
2 lattine di acqua
1 confezione di fagioli neri scolati e sciacquati
1 pomodoro a dadini
1 1/2 c di riso istantaneo
1 pkg condimento per taco
coriandolo e cipolle verdi trite
3 chili petti di pollo disossato, senza pelle congelato
1 tazza di formaggio cheddar tagliuzzato

Preparazione:
Preriscalda il forno a 350.
Ungi una casseruola di 13x9 pollici con spray da cucina. In una ciotola, sbatti insieme le zuppe, acqua e condimento, poi versa nel piatto. Cospargi il riso, quindi metti i petti di pollo (ancora congelati) sulla parte superiore.
Versa i fagioli e pomodori sul pollo, cospargi di coriandolo e cipolle verdi.
Copri con un foglio e cuoci per 1 ora e 40 minuti.
Rimuovi il foglio, cospargi di formaggio e fallo sciogliere cuocendo per altri 10 minuti.
Calorie: 269.9

Grassi: 5.1 g
Colesterolo: 79.3 mg
Sodio: 546.4 mg
Carboidrati totali: 19.3 g
Fibra: 3.8 g
Proteine: 34.4 g

Pranzo ricetta 4
Protein-rich vegan chili

I pasti vegani non devono essere per forza insapori. Questo meraviglioso chili è privo di latticini e carne, ma ha un gusto davvero delizioso.

Ingredienti:

4 lattine di salsa di pomodoro

1 scatola di fagioli Pinto

1 cipolla tagliata a cubetti Vidalia

Un pacchetto di crumbles

1 quadratino di cioccolato al 72% di cacao

2 cucchiai di polvere di peperoncino

1 cucchiaio di pepe nero

1/2 cucchiaino di cannella

1/2 cucchiaino di noce moscata

Preparazione:

In una padella antiaderente soffriggi I crambles e la cipolla a dadini fino a quando la cipolla sarà morbida. Poi unisci tutti gli ingredienti in una pentola cuoci lentamente per 3 ore, quindi abbassa I fuochi fino al momento di servire.

Calorie: 348.2

Grassi: 3.0 g

Colesterolo: 0.0 mg

Sodio: 2,408.5 mg

Carboidrati totali: 44.7 g

Fibra: 18.6 g

Proteine: 56.9 g

Pranzo ricetta 5
White beans soup

Questa ricetta semplice e facile è adatta ad un pranzo estivo, ed apporta 80 grammi di proteine. È deliziosa e può essere preparata con quasi tutto quello che puoi avere nel frigo.

Ingredienti:

2 petti di pollo - senza pelle, disossati tagliati in bocconcini

2 carote a fette

7 gambi di sedano a fette

1 cipolla tagliata a dadini grandi

1/4 c fagioli secchi

1/4 c ceci secchi

1/4 c orzo perlato secco

1/4 c riso crudo

1/4 c riso selvatico (crudo)

1/4 c farro crudo

1/4 c quinoa cruda

Sale marino, pepe e prezzemolo qb

Acqua

Preparazione:

Aggiungi 2 tazze di acqua in una pentola. Aggiungi tutti gli altri ingredienti e porta ad ebollizione. Aggiungi più acqua per riempire la pentola. Porta ad ebollizione. Metti il coperchio e abbassa la fiamma. Togli il coperchio e mescola. Se l'acqua si riduce, aggiungine un po' per portarla al livello iniziale. Continua la cottura fino a quando sono cotti tutti i fagioli. Ciò dovrebbe richiedere circa 3 ore.

Calorie: 116

Grassi: 1.9 g

Colesterolo: 21 mg

Sodio: 70 mg

Carboidrati totali: 15 g

Fibra: 3 g

Proteine: 10.9 g

Pranzo ricetta 6
Mexican tuna salad

Se sei di fretta e desideri un pasto fresco, non pensarci su. Questa incredibile insalata è sana e ricca di proteine per aiutare a costruire i muscoli.

Ingredienti:

1 cipolla grande tritata
2 grandi pomodori
mazzetto di coriandolo
400 grammi di tonno
succo di 1 limone

Preparazione:

Trita la cipolla e coprila con del sale. Copri le cipolle salate in acqua. Lascia riposare per 30 minuti. Dopo che si saranno ammorbidite, scolale e risciacqua con tanta acqua corrente.

Trita pomodori e coriandolo e uniscili alle cipolle. Spremici del succo sopra. Apri e scola la scatoletta di tonno e aggiungilo al composto. Spezza il tonno in pezzi di piccolo dimensioni e mescolare.

Calorie: 308.8
Grassi: 2.5 g
Colesterolo: 60.0 mg
Sodio: 695.3 mg
Carboidrati totali: 18.5 g
Fibra: 4.3 g
Proteine: 53.7 g

Pranzo ricetta 7
Mediterranean fish

Aggiungi un po' di mare alla tua mensa con questo bellissimo pesce al forno. È fatto con ingredienti magri, e lo puoi consumare all'infinito.

Ingredienti:

2 cucchiaino olio di oliva
1 grande cipolla a fette
1 pomodoro interno, scolato e tagliato grossolanamente
1 foglia di alloro
1 spicchio d'aglio tritato
3/4 tazza di succo di mela
1/2 tazza di passato di pomodoro
1/4 tazza di succo di limone
1/4 tazza di succo d'arancia
1 cucchiaio di buccia d'arancia grattugiata
1 cucchiaino di semi di finocchio tritato
1/2 cucchiaino di origano essiccato
1/2 cucchiaino di timo essiccato
1/2 cucchiaino di basilico essiccato
Pepe nero qb
1 lb filetti di pesce

Preparazione:

Scalda l'olio in padella. Aggiungi la cipolla e soffriggi fino a renderla morbida. Aggiungi tutti gli altri ingredienti tranne i pesci. Fai sobbollire a pentola scoperta per 30 minuti. Disponi il pesce in una pirofila da 10x6", copri con la salsa e cuoci in forno a 375 F circa per 15 minuti, fino a complete cottura dei filetti.

Calorie: 225.5

Grassi: 4.4 g

Colesterolo: 77.5 mg

Sodio: 277.0 mg

Carboidrati totali: 17.3 g

Fibra: 2.5 g

Proteine: 29.4 g

Pranzo ricetta 8
Moroccan chicken

Con quasi nessun grasso, questo pollo tradizionale marocchino è così sano che lo puoi sentire! Non c'è quasi nessuno sforzo nel farlo, quindi è un piacere per i tuoi giorni più duri.

Ingredienti:

2 tazze di trito di carote

1,5 tazze di lenticchie secche

2 lb. petto di pollo disossato e senza pelle

2 cucchiai di aglio tritato

3/4 cucchiaino / i di sale

3/4 cucchiaino / i di curcuma

1/2 cucchiaino di pepe di Caienna

1/2 cucchiaino di cannella

4 tazze di brodo di pollo magro

Preparazione:

Metti tutti gli ingredienti nello stesso ordine in una pentola di coccio. Copri e cuoci per 5 ore.

Calorie: 355

Grassi: 2 g

Colesterolo: 87 mg

Sodio: 763 mg

Carboidrati totali: 32 g

Fibra: 16 g

Proteine: 49 g

Pranzo ricetta 9
Marinated Chicken Breasts

Questo è il piatto preferito dei bambini. I petti di pollo marinati come questo possono essere congelati e poi scongelati semplicemente quando vuoi!

Ingredienti:

1 c burrolatte

1 Cucchiaio / i di Senape di Digione

1 Cucchiaio / i di miele

1 Cucchiaio / i di rosmarino fresco

1/2 cucchiaino di timo essiccato

1/2 cucchiaino di salvia essiccata

1/2 cucchiaino di maggiorana essiccata

1/2 cucchiaino di pepe

1 cucchiaino di sale

8 petti di pollo disossati

Preparazione:

Mescola burrolatte, senape, miele e spezie, e versa sopra i petti di pollo in un sacchetto del freezer. Griglia a fuoco medio fino a togliere tutti I succhi.

Calorie: 282.8

Grassi: 3.2 g

Colesterolo: 138.1 mg

Sodio: 521.5 mg

Carboidrati totali: 3.9 g

Fibra: 0.1 g

Proteine: 55.6 g

Pranzo ricetta 10
White beans tuna salad

Si tratta di un restyling rinfrescante della tua insalata di tonno preferita. Se fatta con pomodori e cocomero, si tratta di un pranzo leggero meraviglioso ricco di proteine.

Ingredienti:

2 lattine di tonno in acqua

1 lattina di fagioli bianchi o ceci

1 peperone rosso a dadini

1/4 tazza di cipolla rossa tagliata a dadini

1 cucchiaio / i di olio di oliva

succo di 1 limone

Prezzemolo, pomodori, cocomero

Preparazione:

Mescola il tutto e fai raffreddare in frigorifero per almeno 4 ore. Servi su un letto di verdure con cocomero e pomodori.

Calorie: 219.1

Grassi: 4.1 g

Colesterolo: 24.7 mg

Sodio: 421.6 mg

Carboidrati totali: 20.4 g

Fibra: 6.1 g

Proteine: 27.6 g

Pranzo ricetta 11
Turkey meatloaf

Il polpettone è un pasto adatto a tutti. Tuttavia, qui c'è una versione più sana di un polpettone che è così irresistibile.

Ingredienti:

2 libbre di Tacchino allevato a terra

1-pkg mix per ripieno

1 grande uovo

1 / 2c. acqua filtrata

1 / 4c. Ketchup

Preparazione:

Preriscalda il forno a 350 gradi. Mescolare tutti gli ingredienti, ma lascia da parte 1/8c. di Ketchup. Crea il polpettone e mettilo in una pirofila. Ricopri con il restante ketchup e cuoci a 350 gradi per 45-55 minuti.

Calorie: 220.6

Grassi: 2.7 g

Colesterolo: 72.1 mg

Sodio: 445.2 mg

Carboidrati totali: 13.3 g

Fibra: 0.4 g

Proteine: 28.5 g

Pranzo ricetta 12
Easy-to-make chicken creole

Questo piatto tradizionale del sud non ha aggiunta di grassi, ed è super facile e veloce da fare.

Ingredienti:

Spray da cucina antiaderente

4 metà di petto di pollo medio, senza pelle, disossato e tagliato a listarelle

1 lattina (14 once) di pomodori

1 tazza di salsa di peperoncino poco salata

1-1 / 2 tazze di peperoni verdi

1/2 tazza di trito di sedano

1/4 tazza di trito di cipolla

2 spicchi d'aglio tritato

1 cucchiaio / i di basilico fresco

1 cucchiaio / i di prezzemolo fresco

1/4 cucchiaino di peperoncino tritato

1/4 cucchiaino di sale

Preparazione:

Ungi una padella antiaderente con lo spray. Accendi Il gas a fuoco vivo. Cuoci mescolando il pollo, per 3-5 minuti. Riduci il calore. Aggiungi pomodori e succo, salsa di peperoncino, pepe verde, sedano, cipolla, aglio, basilico, prezzemolo, peperoncino e sale. Porta ad ebollizione; riduci il calore e fai sobbollire per 10 minuti. Servire su riso o pasta calda.

Calorie: 255.4

Grassi: 4.5 g

Colesterolo: 77.0 mg
Sodio: 652.4 mg
Carboidrati totali: 20.7 g
Fibra: 4.3 g
Proteine: 33.3 g

CAPITOLO 5: RICETTE PER CENE AD ALTO CONTENUTO DI PROTEINE PER LA CRESCITA MUSCOLARE

Cena ricetta 1
Bean Salad

Questa è molto più di un'insalata. È perfetta per le cene quando hai bisogno di pianificarle in anticipo.

Ingredienti:

6 fette di pancetta
3 lattine 15.5 once di
Fagioli cannellini, sciacquati
3 cucchiai di aceto di sidro di mela
3 cucchiai olio di oliva
3 cucchiai di senape in grani
Kosher sale e pepe nero
3 cucchiai
erba cipollina fresca tritata

Cuoci la pancetta in una padella a fuoco medio fino a quando diventa croccante; copri e metti da parte a temperatura ambiente. Unisci fagioli, aceto, olio, e senape e condisci con ½ cucchiaino di sale e pepe. Metti in frigorifero per 8 ore. Prima di servire, condisci con l'erba cipollina e la pancetta.

Calorie 138

Grassi 7 g
Grassi saturi1 g
Colesterolo 5 mg
Sodio 416 mg
Proteine 5 g
Carboidrati 13 g
Zucchero 0 g
Fibra 3 g
Ferro 1 mg
Calcio 28 mg

Cena ricetta 2
Turkey cutlets with peppers and beans

Questa ricetta è per una cena piacevole in famiglia che ti rifornirà delle proteine perdute durante la giornata!

Ingredienti:

2 cucchiai olio di oliva

8 cotolette di tacchino (circa 1 1/2 libbre), pestate

Kosher sale e pepe nero

2 peperoni medi tagliati a fette sottili

2 grandi scalogni, a fette

1 15.5 once di fagioli cannellini, sciacquati

1/2 tazza di olive snocciolate di Kalamata

1/2 tazza di foglie fresche di prezzemolo

1 cucchiaio di aceto di vino rosso

Preparazione:

Scalda 1 cucchiaio dell'olio in una grande padella a fuoco medio. Cospargi il tacchino con ¼ cucchiaino di sale e pepe nero. Separa in due parti, cuoci il tacchino fino a complete cottura, 2-3 Minuti per lato.

Riscalda un cucchiaio di olio in una seconda grande padella a fuoco medio-alto. Aggiungi i peperoni, scalogno, ½ cucchiaino di sale, e ¼ cucchiaino di pepe nero. Cuoci fino a quando tutto sarà ammorbidito, 5-7 minuti. Aggiungi fagioli, olive, prezzemolo e aceto nella padella e mescola. Servi il tacchino farcito con il composto di verdure.

Calorie 414
Grassi 20 g
Grassi saturi5 g
Colesterolo 97 mg
Sodio 755 mg
Proteine 40 g
Carboidrati 16 g
Zucchero 2 g
Fibra 4 g
Ferro 3 mg
Calcio 79 mg

Cena ricetta 3
Steak with skillet pomodori

Ammettiamolo, tutti noi amiamo la bistecca. È così deliziosa, che ammalierà le papille gustative di chiunque.

Ingredienti:

Kosher sale e pepe nero
3 cucchiai più 3 cucchiaini di olio di oliva
2 bistecche (1 pollice di spessore, circa 1 1/2 libbre in totale)
2 pinte di succo di pomodoro
1/4 tazza foglie di origano fresco
1 libbra di fagioli verdi, tagliati
2 spicchi d'aglio, a fette sottili
1/4 - 1/2 cucchiaino di peperoncino tritato
Portate una pentola di acqua salata a bollore.

Preparazione:

Scalda 2 cucchiaini di olio in una padella a fuoco medio-alto. Condisci le bistecche con ½ cucchiaino di sale e ¼ cucchiaino di pepe nero e cuoci per il grado di cottura desiderato su ogni lato. Lascia a riposo per 5 minuti prima affettare.

Pulisci la padella e scalda 1 cucchiaino di olio rimanente a fuoco medio-alto. Aggiungi il pomodoro e ¼ cucchiaino di sale e pepe nero. Cuoci per ammorbidire, 4-6 minuti. Mescola l'origano.

Nel frattempo cuoci i fagiolini finché sono teneri, da 3 a 4 Minuti, e poi scolali. Pulisci la pentola e scalda l'aglio nei restanti 3 cucchiai di olio a fuoco medio, mescolando, fino a renderlo fragrante, 1-2 minuti. Aggiungi i fagioli, ½ cucchiaino di sale, e ¼ cucchiaino di pepe nero e mescola. Cospargi con il peperoncino e servi con la bistecca e pomodori.

Calorie 325

Grassi 13 g

Grassi saturi4 g

Colesterolo 74 mg

Sodio 863 mg

Proteine 37 g

Carboidrati 15 g

Zucchero 4 g

Fibra 6 g

Ferro 4 mg

Calcio 86 mg

Cena ricetta 4
Bean and spinaci enchiladas

Aggiungi un pizzico di spirito messicano alla tua tavola con questa ricotta estiva!

Ingredienti

1 15.5 once di fagioli neri

1 10- once di spinaci tritati

1 tazza di mais

1/2 cucchiaino di cumino macinato

8 once di cheddar tagliato

Kosher sale e pepe nero

2 vasetti da 16 once di salsa

8 tortillas di mais da 6 pollici, calde

1 testa media di lattuga romana

4 ravanelli, tagliati

1/2 tazza di succo di pomodori

1/2 cocomero, a fette

3 cucchiai

Fresco succo di lime

2 Cucchiai

Olio di oliva

Scalogno a fette

Preparazione:

In una ciotola media, schiaccia la metà dei fagioli. Aggiungi spinaci, mais, cumino, 1 tazza di Cheddar, i rimanenti fagioli, ½ cucchiaino di sale, e ¼ cucchiaino di pepe e mescola.

Stendi 1 vasetto di salsa sul fondo di una pentola a fuoco basso. Dividi in modo uniforme, arrotola la miscela di fagioli nelle tortillas e posiziona l'apertura rivolta verso il basso in un unico strato a fuoco lento. Copri con la salsa rimanente e del Cheddar.

Copri e cuoci fino a riscaldare lentamente il tutto, a fuoco basso per 2½ o 3 ore.

Prima di servire, condisci lattuga, ravanelli, pomodori, e cocomero in una grande ciotola con il succo di lime, olio e ½ cucchiaino di sale e pepe.

Servi con le enchiladas e cospargi con lo scalogno.

Calorie 576

Grassi 28 g

Grassi saturi11 g

Colesterolo 61 mg

Sodio 2,457 mg

Proteine 28 g

Carboidrati 60 g

Zucchero 10 g

Fibra 12 g

Ferro 4 mg

Calcio 621 mg

Cena ricetta 5
Spanish omelet with potatoes and chorizo

Questa splendida frittata può essere la tua prima colazione, oppure una cena. In entrambi i casi, è ricca di sostanze nutritive e di buon sapore!

Ingredienti:

3 cucchiai di olio extra vergine di oliva

1 grossa cipolla gialla

2 once di salsiccia spagnola, affettata in mezzelune sottili

3/4 libbra di patate rosse

Kosher sale e pepe

3/4 tazza di prezzemolo, trito

10 grandi uova sbattute

1 tazza di formaggio cheddar tagliuzzato

1 piccola testa verde di lattuga

1/2 cipolla rossa piccola, affettata sottilmente

Preparazione:

Preriscalda il forno a 400 ° F. Scalda 1 cucchiaio dell'olio in una grande padella a fuoco medio. Aggiungi la cipolla gialla e cuoci per 5 minuti. Aggiungi salsicce, patate e ½ cucchiaino di sale e pepe e fai cuocere, coperto, mescolando di tanto in tanto, finché le patate saranno tenere, per 10 minuti.

Aggiungi il prezzemolo. Versa le uova e mescola per distribuire gli ingredienti. Cospargi con il formaggio e trasferisci in forno.

Cuoci fino a quando la frittata diventa alta e scura intorno ai bordi e quando un coltello uscirà pulito, circa 15 minuti.
Dividi cipolla e lattuga tra I piatti e condisci con l'olio rimasto. Taglia la frittata a spicchi e servi con l'insalata.
Proteine 29 g
Carboidrati 23 g
Zucchero 5 g
Fibra 4 g
Grassi 37 g
Grassi saturi12 g
Sodio 804 mg
Colesterolo 572 mg

Cena ricetta 6
Slow-cooked corned beef and cabbage

Se fai parte di una grande famiglia, allora questo piatto sarà ottimo per te. E' una classica ma incredibile ricotta delle nonne dei Balcani.

Ingredienti:

4 rametti di timo fresco

1 cucchiaino semi di cumino

1-3 libbre di petto di manzo in scatola

1 libbra di carote, tagliate a metà trasversalmente

1/2 piccolo cavolo verde

1 libbra di piccole patate rosse

Senape

Preparazione:

Unisci timo, semi di cumino, carne di manzo (tagliata a metà per cuocerla meglio) con il mix di spezie, carote, cavoli, patate e ½ tazza di acqua in una pentola a fuoco lento. Cuoci, coperto, fino a quando la carne sarà tenera, a bassa temperature per 7 o 8 ore o a fuoco più vivo per 4 a 5 ore (questo ridurrà il tempo totale della ricetta).

Trasferisci la carne su un tagliere e taglia sottilmente.

Servi caldo con carote, cavoli, patate e senape, cosparsi di foglie di timo fresco.

Calorie 676

Grassi 39 g

Grassi saturi13 g

Colesterolo 197 mg

Sodio 2393 mg
Proteine 42 g
Carboidrati 39
Zucchero 11 g
Fibra 9 g
Ferro 6 mg
Calcio 151 mg

Cena ricetta 7
Shrimp risotto

Riso e gamberi, pare delizioso. Ci sono molte varianti, ma questa è la più sana!

Ingredienti:

4 cucchiai (1/2 stick) di burro non salato

1 piccolo finocchio, trito, più 2 cucchiai di foglie di finocchio, tritate

1 cipolla piccola, tritata

2 tazze di riso

3/4 tazza di vino bianco secco

Kosher sale e pepe nero

8 tazze di brodo di pollo con poco sale, riscaldato

1 libbra di gamberetti grandi sgusciati e puliti

1 1/2 once di parmigiana

Preparazione:

Fai sciogliere 2 cucchiai di burro in una pentola o forno olandese a fuoco medio. Aggiungi il finocchio e la cipolla. Cuoci fino ad ammorbidirli, da 8 a 12 minuti.

Aggiungi il riso e mescola fino a quando si mischiano. Sfuma con il vino, aggiungi ¾ cucchiaini di sale, ¼ di cucchiaino di pepe. Cuoci fino a quando il vino sarà evaporato, 1-2 minuti.

Aggiungi 1 tazza di brodo alla volta e fai cuocere, mescolando di tanto in tanto fino a quando il riso sarà tenero, 20-25 minuti.

Aggiungi i gamberi e fai cuocere fino a quando sarà tutto fumante, 4 minuti. Togli dal fuoco e manteca con il parmigiano ed i restanti 2 cucchiai di burro.

Servi caldo condito con le foglie di finocchio.

Calorie 440

Grassi 12 g

Grassi saturi7 g

Colesterolo 144 mg

Sodio 705 mg

Proteine 26 g

Carboidrati 56 g

Zucchero 2 g

Fibra 4 g

Ferro 2 mg

Calcio 150 mg

Cena ricetta 8
Light chicken with gavena formaggio

Molte persone non apprezzano il gusto del formaggio Gavena. Questa ricetta è per loro – e per togliere qualsiasi dubbio, diventerà il loro formaggio preferito!

Ingredienti:

1 tazza di caffè d'orzo

1/3 tazza di più 1 cucchiaio di olio di oliva

1/4 tazza di prezzemolo tritato a foglia fresca

1/4 cucchiaino di peperoncino tritato

2 once di Gavena

4-6 once disossate di petti di pollo senza pelle

Kosher sale e pepe nero

Preparazione:

Cuoci il caffè d'orzo, secondo le indicazioni sulla confezione.

Nel frattempo, in una piccola ciotola, unisci ⅓ di tazza di olio di oliva, il prezzemolo, e il peperoncino tritato; metti tutto nel formaggio Gavena.

Condisci il pollo con ½ cucchiaino di sale e ¼ cucchiaino di pepe. In una grande padella, scalda il cucchiaio rimanente di olio a fuoco medio-alto.

Cuoci un po' per volta il pollo fino a cottura totale, 2-3 minuti per lato. Servi con il caffè d'orzo e la vinaigrette di formaggio.

Calorie da grassi 269

Grassi 30 g

Grassi saturi 7 g
Colesterolo 105 mg
Sodio 400 mg
Proteine 44 g
Carboidrati 36 g
Zucchero 2 g
Fibra 2 g
Ferro 3 mg
Calcio 73 mg

Cena ricetta 9
Squash lasagna

Ci sono molti modi per preparare la zucca, ma hai mai provato le lasagne? Questa è la tua occasione per innamorarti di questa verdura meravigliosa.

Ingredienti:

2 pacchetti di 10-12 once di purea congelato di zucca, scongelati

1/8 cucchiaino di noce moscata

1 contenitore da 32 once di ricotta

1 pacchetto da 5- once di spinaci

Kosher sale e pepe nero

12 lasagne

8 once di mozzarella

Insalata verde, per servire

Preparazione:

In una ciotola, mescola la zucca e la noce moscata. In una seconda ciotola, unisci ricotta, spinaci, ½ cucchiaino di sale, ¼ di cucchiaino di pepe.

Nella parte inferiore di una padella, su fuoco basso, spargi ½ tazza di miscela di zucca. Cospargi con 3 delle lasagne, metà del composto restante di zucca, 3 lasagne, e metà del composto di ricotta; ripeti, e termina con il composto di ricotta. Cospargi di mozzarella. Fai cuocere lentamente, coperto, fino a quando le tagliatelle saranno tenere, per 3 o 4 ore. Servi con l'insalata verde, se lo desideri.

Calorie 571
Grassi 29 g
Grassi saturi18 g
Colesterolo 107 mg
Sodio 564 mg
Proteine 32 g
Carboidrati 47 g
Zucchero 2 g
Fibra 6 g
Ferro 3 mg
Calcio 543 mg

Cena ricetta 10
Double -beef chili

Anche se questo può sembrare come un piatto maschile, è molto tenero, ma anche forte e ricco di sostanze nutritive!

Ingredienti:

2 cucchiai di olio di oliva

1 grossa cipolla bianca, tritata

4 spicchi d'aglio, tritati

Kosher sale e pepe nero

1 libbra di carne macinata

1 cucchiaio di peperoncino in polvere

Da 1 a 3 cipollotti tritati in salsa adobo

1 brodo di manzo da 12 once

1 scatola di pomodori pelati 28 once

1 15.5 once di fagioli

Pane di mais, panna acida, coriandolo, e jalapeños marinati, per servire.

Preparazione:

Scalda l'olio in una grande casseruola a fuoco medio. Aggiungi la cipolla, l'aglio, ½ cucchiaino di sale e pepe. Cuoci, mescolando spesso, fino a quando tutto si ammorbidisce, 6-8 minuti.

Aggiungi la carne e cuoci, rompendola con un cucchiaio, fino alla sua complete colorazione, per 4 o 5 minuti.

Aggiungi la polvere di peperoncino ed I cipollotti nella casseruola e fai cuocere, mescolando, per 1 minuto. Aggiungi il brodo e cuoci fino a ridurlo della metà, 6-8 minuti. Aggiungi il pomodoro (con il suo succo), fagioli, e ¼ cucchiaino di sale e pepe. Cuoci a fuoco lento, fino a quando sarà addensato, 20-25 minuti. Servi con il pane di mais, panna acida, coriandolo, e jalapeños sottaceto.

Calorie 431

Grassi 21 g

Grassi saturi6 g

Colesterolo 67 mg

Sodio 956 mg

Proteine 27 g

Carboidrati 26 g

Zucchero 9 g

Fibra 6 g

Ferro 5 mg

Calcio 78 mg

Cena ricetta 11
Lamb meatball and Swiss stew

Aggiungi un po' di sapore europeo sulla tua tavola con questa incredibilmente deliziosa ricotta di polpette. La carne di agnello è tenera e succosa; si scioglie in bocca!

Ingredienti:

2 grandi uova, leggermente sbattute

2 spicchi d'aglio, tritato finemente

3/4 tazza di pangrattato

1 cucchiaino di paprika dolce

3/4 cucchiaino di semi di cumino, schiacciati

Kosher sale e pepe nero

1 libbra di carne di agnello

2 cucchiai olio di oliva

1 grosso mazzo di bietola (circa 11 once totale), senza steli e tritata

6 tazze di brodo di pollo con poco sale

1/2 tazza d'orzo o di un altro cereale

Yogurt bianco, per servire

Preparazione:

Unisci uova, aglio, pangrattato, paprika, cumino, 1 ¼ cucchiaini di sale, e ¼ cucchiaino di pepe in una ciotola media. Aggiungi l'agnello e delicatamente mescola con le mani per unire il tutto. Forma con il composto 18 polpette (circa 2 cucchiai ciascuno).

Scalda l'olio a fuoco medio-alto in una grande pentola. Cuoci le polpette, girando di tanto in

tanto, fino a doratura completa, 4-6 minuti.
Trasferiscile in un piatto; coprilo.
Aggiungi le bietole nella pentola di prima. Cucina,
fino a quando sarà croccante, 2-3 minuti. Aggiungi
il brodo di pollo e le polpette e porta ad
ebollizione. Abbassa la fiamma e lascia cuocere
finché le polpette saranno cotte, da 10 a 12
minuti. Aggiungi l'orzo, e lascia cuocere finché
diverrà tenero, da 8 a 11 minuti.
Poco prima di servire, piega le foglie di bietola.
Servi caldo condito con lo yogurt, se lo desideri.
Calorie 365
Grassi 19 g
Grassi saturi6 g
Colesterolo 131 mg
Sodio 630 mg
Proteine 25 g
Carboidrati 25 g
Zucchero 3 g
Fibra 3 g
Ferro 3 mg
Calcio 104 mg

Cena ricetta 12
Beef and uovo burger

Si tratta di una versione più sana del classico hamburger. Uno dei piatti preferiti dei bambini.

Ingredienti:

2 cucchiaini di olio di canola, e molto di più per la grata

1 1/4 libbre di carne macinata

4 fette di tacchino, tritate

Kosher sale e pepe nero

4 muffin inglesi, tagliati

4 grandi uova

1 grande pomodoro, a fette

Metti la griglia fuoco a medio-alto. Una volta che è calda, puliscila con una spazzola. Ungi la griglia. Mescola delicatamente insieme la carne di manzo, il tacchino, e ½ cucchiaino di sale e pepe con le mani in una ciotola media fino a unire tutti gli ingredienti. Forma con il composto di manzo quattro hamburger con ¾ di pollice di spessore. Utilizza le dita per fare un buco poco profondo nella parte superiore di ogni pezzo (per cucinarli meglio).

Griglia gli hamburger fino a che un termometro alimentare non segnerà circa 140 ° F, 4 minuti per lato per una cottura media. Scalda il muffin, giralo verso il basso, fino a quando sarà tostato, da 10 a 20 secondi. Scalda l'olio in una grande padella antiaderente sul fornello a fuoco medio. Rompi le

uova nella padella e falle cuocere, coperte, per 2-3 minuti per far colare leggermente I tuorli. Condisci con ¼ cucchiaino di sale e pepe.
Inserisci pomodoro, hamburger, uova tra i muffin.

Per la massima sicurezza, il Dipartimento dell'Agricoltura degli Stati Uniti raccomanda: 165 ° F per il pollame, 145 ° F per i pesci, e 160 ° F per carne macinata di manzo, agnello e tacchino.
Calorie 558
Grassi 31 g
Grassi saturi10 g
Colesterolo 302 mg
Sodio 940 mg
Proteine 40 g
Carboidrati 28 g
Zucchero 3 g
Fibra 2 g
Ferro 6 mg
Calcio 226 mg

CAPITOLO 6: RICETTE PER DOLCI AD ALTO CONTENUTO DI PROTEINE PER LA CRESCITA MUSCOLARE

Dolci ricetta 1
Lampone muffin

Questo meraviglioso muffin può essere fatto con qualsiasi frutto, ma con I lamponi è davvero qualcosa di speciale!

Ingredienti:

1 tazza di avena

1 cucchiaino di cannella

1/2 cucchiaino di sale

1/2 cucchiaino di lievito in polvere

3/4 tazza di ricotta light

1 Uovo

1/4 tazza di latte di mandorle

2/3 tazza di Lamponi

2-3 datteri

Preriscalda il forno a 350 F. Frulla tutti gli ingredienti insieme, tranne i lamponi. Rimuovi l'osso dai datteri prima della miscelazione.

Aggiungi i lamponi e mescola, e poi raccoglie il composto nelle formine di silicone per I muffin o fodere di carta leggermente unte.

Metti in forno e cuoci per 30 o 35 minuti, o fino a doratura. Se le punte dei muffin si rompono, non ti preoccupare, ritorneranno normali dopo essersi raffreddate.

Calorie: 90
Proteine: 8g
Carboidrati: 10g
Grassi: 2g
Fibra: 1.5g

Dolci ricetta 2
Cake batter mousse

Questo è un perfetto esempio di come qualcosa che viene utilizzata per la base delle torte può diventare un incredibile dolce a sé stante! Buon divertimento!

Ingredienti:

2 oz. (57 g) di Yogurt greco

1 cucchiaino di polvere di cacao non zuccherata

0,5 tazza di Latte di mandorle

0.7 oz. Avena

Mandorle e Frutti di Bosco

Frulla yogurt, polvere di proteine, polvere di cacao e latte di mandorle insieme (puoi farlo anche a mano, sbattendo velocemente con la frusta).

Inserisci il compost nell'avena. Copri e metti in frigorifero per tutta la notte.

Cospargi con mandorle e frutti di bosco tutta la pastella prima di gustare.

Calorie: 260

Grassi: 9

Carboidrati: 28

Proteine: 25

Dolci ricetta 3
Banana muffins

Le banane sono una grande fonte di energia, per cui questa focaccina può sostituire la prima colazione, se vuoi una bella iniezione di zuccheri al mattino.

Ingredienti:

1 grande banana matura
¾ tazza di albumi
¾ tazza di farina integrale
½ tazza di yogurt greco
1 cucchiaino di bicarbonato di sodio
1 cucchiaino di lievito in polvere
½ cucchiaino di cannella
Opzionali: nocciole, granella, cioccolato, ecc.

Preriscalda il forno a 350 F. Aggiungi tutti gli ingredienti in un robot da cucina e frulla fino a formare un composto cremoso.

Spruzza una teglia per muffin con spray antiaderente.

Metti in ogni stampino ⅓ tazza di pastella.

Cuoci in forno per 11-13 minuti o fino a quando uno stuzzicadenti uscirà pulito.

Grassi totali 4g
Grassi saturi 1g
Colesterolo meno di 5mg
Sodio 180mg
Potassio 220mg
Carboidrati 11g

Fibra 2g
Zucchero 3g
Proteine 8g

Dolci ricetta 4
Cannella Uva passa Balls

Le palline di Uva Passa sono difficili da digerire se non si sa come farle. Questa è un'ottima ricetta.
Ingredienti:
1 C mandorle
1 C Uva Passa
1 cucchiaino / i di Cannella
Sciacqua l'passa uva e le mandorle con un po' di acqua. Tritale in un robot da cucina con la cannella. Quando le avrai sufficientemente mescolate, forma delle piccole palline.
Calorie: 220.3
Grassi: 12.1 g
Colesterolo: 0.0 mg
Sodio: 3.6 mg
Carboidrati totali: 26.7 g
Fibra: 4.0 g
Proteine: 5.9 g

Dolci ricetta 5
Fruity Egg white Crepes

Colorata e super facile da fare, amerai questa grande versione delle crepes!

Ingredienti:

crepe

1 albume (o sostituto)

1 Cucchiaio di latte

1 bustina di dolcificante a tua scelta, o miele

guarnizione

1/2 tazza di frutta congelata

1 bustina di dolcificante

crepe

scalda una piccola padella a fuoco alto

mescola albume, dolcificante, e latte molto bene

Ungi una padella con burro spray (o qualsiasi altra cosa per ungere). Versa il composto in padella, lascia solidificare un po' poi piega a metà (come una frittata) e cuoci fino a doratura e solidificazione totale

frutta

Mescola frutta e dolcificante. Metti in forno a microonde per 1 minuto per fare una salsa.

Calorie: 66.9

Grassi: 0.4 g

Colesterolo: 0.3 mg

Sodio: 9.7 mg
Carboidrati totali: 12.0 g
Fibra: 2.9 g
Proteine: 4.2 g

Dolci ricetta 6
Burro di arachidi whip with cioccolato

I tuoi bambini ameranno questa ricetta!
Cioccolato e burro di Arachidi sono una grande
combinazione, soprattutto quando hai bisogno di
una botta di proteine.

Ingredienti:

2 stick gelati al cioccolato

4 cucchiai di crema Chantilly fredda

2 cucchiai di Burro di Arachidi

Sciogli I gelati nel forno a microonde. Aggiungi 2
cucchiai di burro di Arachidi e falli fondere
insieme. Mescola in 4 cucchiai di crema fredda.
Amalgama bene. Metti in freezer per 15 minuti.

Calorie: 139.9

Grassi: 9.4 g

Colesterolo: 0.0 mg

Sodio: 104.7 mg

Carboidrati totali: 12.6 g

Fibra: 2.9 g

Proteine: 6.0 g

Dolci ricetta 7
Silky Cioccolato Mousse

Il cioccolato è spesso catalogato come "super grasso", ma il suo principio, il cacao, è altamente nutriente, a basso contenuto calorico e super energico.
Ingredienti:
175g Yogurt greco
10g panna da montare
2g polvere di cacao
1/2 banana matura o dolcificante di tua scelta
1 cucchiaino di estratto di vaniglia
Un pizzico di sale marino
Frulla tutto in un frullatore. Per un composto meno cremoso è possibile utilizzare una frusta normale. Questa ricetta può essere realizzata in 2 minuti.
Calorie 250
Proteine 18g
Carboidrati 41g
Grassi 5g

Dolci ricetta 8
Sesame banana pancakes

Quando si tratta di frittelle, ci sono alcuni ingredienti che non possono essere utilizzati. Questa è una versione meravigliosa con banana e sesamo.

Ingredienti:

Per la pastella

1 banana matura

1/2 tazza Latte scremato

2 cucchiai di Zucchero

2 cucchiai di Farina integrale

2 cucchiai di Farina

Altri Ingredienti:

1 cucchiaino di olio per spennellare

4 cucchiaini di semi di sesamo

Per servire:

4 cucchiaini di miele

Per la pastella

Schiaccia leggermente la banana e aggiungi latte e zucchero ad essa. Frulla nel mixer fino a renderla liscia e spumosa. Trasferisci in una ciotola e metti da parte.

Aggiungi la farina di frumento e la farina integrale e frulla senza lasciare grumi. Tieni da parte.

Scalda una padella antiaderente. Spennella leggermente con l'olio.

Versa 2 cucchiai di pastella e diffondila per formare una frittella. Cospargi 1 cucchiaino di semi di sesamo sulla parte superiore e cuoci su entrambi i lati fino a cottura. Fai altre 3 frittelle con la pastella rimanente.

Servi caldo con miele.

Carboidrati: 23 mg

Colesterolo: 0 mg

Calorie: 144

Grassi: 4.2 mg

Fibra: 0.6 mg

Proteine: 3.2 mg

Dolci ricetta 9
Vaniglia waffles

La tua classica ricetta preferita per una cialda con un tocco di vaniglia. Piacevole e facile da fare!

Ingredienti:

Per 4 cialde:

4 uova

15 g di olio di noce cocco

25 g di farina di cocco

20 g maranta

1 cucchiaino di estratto di vaniglia

1/2 cucchiaino di lievito in polvere

Preparazione:

Mescola tutti gli ingredienti e cuoci nella cialdiera.

Calorie: 128

Proteine: 7.1

Carboidrati: 5.3

Zucchero: 0.5

Grassi: 8.7

Fibra: 2.5

Dolci ricetta 10
Lupin muffins

Se questa è la prima volta che utilizzi farina di lupino, rimarrai di stucco nel vedere la differenza! È sana e davvero ottima.

Ingredienti:

Per 4 muffin:

1 banana (100 g di banana)

1 Uovo

2 confezioni di Zucchero vanigliato (16 g) o dolcificante preferito

25 g di olio di cocco

45 g di farina di lupino

20 g di maranta

1 cucchiaino di lievito in polvere

30 g di gocce di Cioccolato

Sbatti banana, uovo e zucchero in un frullatore. Sbatti l'olio e aggiungilo al composto. Incorpora la farina di lupino, la maranta ed il lievito. Aggiungi le gocce di cioccolato. Cuoci in forno a 200 ° C fino a quando le parti superiori della focaccina saranno marroncine.

Calorie: 200

Proteine: 7.1

Carboidrati: 16.5

Zucchero: 7.8

Grassi: 11.6

Fibra: 5.4

Dolci ricetta 11
Odd brownies

Brownie aspro e dolce? Perchè no! Si tratta di una versione strana ma deliziosa per i tuoi biscotti preferiti.

Ingredienti:

1 (15 once) di fagioli neri

3 uova

1/3 tazza di burro fuso, più extra per ungere la teglia

1/4 tazza di polvere di cacao

1 pizzico di sale

2 cucchiaini di estratto puro di vaniglia

1/2 tazza di zucchero di canna

1/2 tazza di semi-dolci di cioccolato

Opzionale: 1/3 tazza di nocciole o altra frutta secca a scelta

Preriscalda il forno a 350 gradi. Ungi una teglia. Unisci fagioli neri, uova, cacao in polvere, sale, estratto di vaniglia e zucchero in un robot da cucina o frullatore. Mescola delicatamente i semi di cioccolato (e nocciole, se ti piacciono). Versa il composto nella teglia unta. Cuoci per 30 o 35 minuti a 350 gradi fino a quando il centro sarà cotto. Lascia raffreddare prima di tagliare in quadrati.

Calorie: 160

Grassi: 9g
Colesterolo: 50mg
Sodio: 35mg
Carboidrati: 17g
Fibra: 2g
Proteine: 4g
Zucchero: 12g

Dolci ricetta 12
Raw cioccolato pies

Datteri e cioccolato in un dessert possono fare miracoli! Si tratta di un dolce classico ma delizioso!

Ingredienti:

1 tazza di mandorle crude

1 tazza di datteri snocciolati

1/3 tazza di nocciole crude

1/3 tazza di cacao o polvere di cacao

1/8 cucchiaino di sale

1 cucchiaio di acqua

Unisci 2 banane congelate molto mature mescolate con 2 cucchiai di cacao o cacao in polvere, 1/4 cucchiaino di estratto puro di vaniglia, e facoltativamente 2 cucchiai di noce di cocco o burro di avocado.

Unisci le nocciole, datteri, 1/3 tazza di cacao e il sale in un robot da cucina di alta qualità. Mescola fino a quando si formeranno delle piccole briciole. Aggiungi non più di 2 cucchiai di acqua per ottenere della pasta un po' appiccicosa, poi gira nuovamente fino a quando formerà una grande palla. Se non è ancora abbastanza appiccicosa, semplicemente fai girare più a lungo. Spezza con le mani e forma delle mini focaccine, premendo verso il basso al centro per formare una specie di tazza. Metti nel freezer per almeno 20 minuti o

fino al momento di servire. Aggiusta la crema
prima di servire.

Calorie: 84
Grassi: 5.5g
Sodio: 20mg
Carboidrati: 8.7g
Proteine: 2.7g

Dolci ricetta 13
Nut and fruit yogurt

Questo yogurt saporito può sostituire la prima colazione in quanto è ricco di sostanze nutritive. Ti terrà letteralmente sazio fino all'ora di pranzo!

Ingredienti:

3 cucchiai di Trito di nocciole miste

1 cucchiaio di semi di girasole

1 cucchiaio di semi di zucca

1 banana a fette

1-2 manciate di frutti di bosco

200g yogurt alla vaniglia

Mescola nocciole, semi di girasole e semi di zucca. Mescola banana e frutti di bosco. Metti tutto dentro lo yogurt e gustalo.

Calorie: 69

Proteine: 28g

Carboidrati: 53.g

Grassi: 41g

Fibra: 6g

Zucchero: 45g

Dolci ricetta 14
Limone cake

La torta al limone estiva è una torta di compleanno perfetta, se lo desideri.

Ingredienti:

225g burro non salato, ammorbidito

225g di Zucchero di canna

4 uova

La scorza grattugiata di 1 limone

225g di farina auto-lievitante

Per la copertura

succo di 1½ limone

85g Zucchero semolato

Scalda il forno a 180 ° C. Mescola insieme 225g di burro ammorbidito e 225g di Zucchero fino a creare un composto pallido e cremoso, e poi aggiungi 4 uova, una alla volta, mescolando lentamente. Setaccia 225g di farina, quindi aggiungi la scorza del limone e mescola attentamente. Fodera una tortiera con carta forno, poi versa il composto e livella la parte superiore con un cucchiaio.

Cuoci in forno per 45-50 minuti finché uno stuzzicadenti sottile inserito nel centro della torta uscirà pulito. Mentre la torta si raffredda nel suo stampo, mescola il succo di 1/2 limone e 85g di zucchero semolato per fare la copertura. Bucherella la torta calda con uno spiedino o una forchetta, quindi versa sopra la crema - il succo affonderà e lo zucchero formerà una bella crosta croccante. Lascia raffreddare la torta, quindi toglila dalla tortiera e servi. Puoi conservarla in un contenitore ermetico per 3-4 giorni, o congelarla fino ad 1 mese.

Calorie: 399
Proteine: 5g
Carboidrati: 50g
Grassi: 21g
Fibra: 1g
Zucchero: 33g
Sale: 0.3g

Dolci ricetta 15
Decadent brownies

Un'ottima versione light del dolce per San Valentino. Questa torta è un peccato di gola e assolutamente deliziosa!

Ingredienti:

140g mandorle

140g burro, ammorbidito

140g zucchero semolato

140g di farina auto-lievitante

2 uova

1 cucchiaino di estratto di vaniglia

250g Lamponi

2 cucchiai di fiocchi di mandorle

Glassa Zuccherata, per servire

Scalda il forno a 180° C e ungi una tortiera profonda 20 centimetri dal fondo staccabile. Mescola mandorle, burro, zucchero, farina, uova ed estratto di vaniglia in un robot da cucina fino ad amalgamare il tutto.

Stendi metà della miscela nella tortiera e livella la superficie. Spargici sopra i lamponi, quindi metti a cucchiaiate l'impasto rimanente sulla parte superiore e livella – forse è più facile farlo con le dita. Spolverizza con fiocchi di mandorle e cuoci per 50 minuti fino a doratura. Una volta raffreddata, togli la torta dallo stampo e spolverizza con la glassa zuccherata prima di servire.

Calorie: 411
Proteine: 8g
Carboidrati: 35g
Grassi: 28g
Fibra: 3g
Zucchero: 21g
Sale: 0.5g

CAPITOLO 7: RICETTE DI FRULLATI PER ACCELERARE LA CRESCITA MUSCOLARE

1. **Frullato di Avena & Mandorla**

Tempo di preparazione: 5 minuti
Porzioni: 3

1. *Ingredienti:*

220ml latte
1 cucchiaio/i mandorle (macinatura) (15g)
1 cucchiaio/i avena (15g)
1 cucchiaino sciroppo d'acero (5g)
½ cucchiaino estratto di vaniglia (2-3g)
2 cucchiaio/i Yogurt greco (30g)
30g proteine in polvere

2. *Preparazione:*

Metti tutti gli ingredienti in un mixer e frulla fino a raggiungere una consistenza cremosa.

3. *Elementi nutrizionali (per circa 100ml di composto):*

Contiene calcio, ferro;

Calorie: 111	Grassi: 3.2g
Calorie da grassi: 29	Grassi saturi: 0.7g
	Colesterolo: 21mg

Sodio: 58mg
Potassio: 182mg
Carboidrati totali:
    9.3g
    Fibra: 0.8g
    Zucchero: 5.1g
Proteine: 11.1g
Calorie: 333
    Calorie da grassi:
    86

Grassi: 9.5g
    Grassi saturi: 2.1g
Colesterolo: 64mg
Sodio: 175mg
Potassio: 547mg
Carboidrati totali:
27.9g
    Fibra: 2.6g
    Zucchero: 15.3g
Proteine: 33.5g

2. Menta piperita Farina d'avena Shake

Tempo di preparazione: 5 minuti

Porzioni: 5

1. Ingredienti:

70g farina d'avena

30g fiocchi di crusca

300ml latte

50g menta piperita

½ cucchiaino estratto di menta piperita(3g)

30g gelato (vaniglia/cioccolato)

50g proteine in polvere (cioccolato)

2. Preparazione:

Mescola tutti gli ingredienti in un mixer fino ad ottenere un composto cremoso.

3. Elementi nutrizionali (per circa 100ml di composto):

Contiene Vitamina A, calcio, ferro.

Calorie: 180

   Calorie da grassi: 51

Grassi: 5.6g

   Grassi saturi: 2.9g

Colesterolo: 30mg

Sodio: 111mg

Potassio: 179mg

Carboidrati totali: 20.7g

Fibra: 2.5g

Zucchero: 6.2g

Proteine: 12.6g

Calorie: 900

   Calorie da grassi: 253

Grassi: 28.1g

Grassi saturi: 14.4g	Carboidrati totali: 104g
Colesterolo: 151mg	Fibra: 12.4g
Sodio: 555mg	Zucchero: 31.2g
Potassio: 869mg	Proteine: 63.2g

3. Frullato alla Cannella
Tempo di preparazione: 5 minuti
Porzioni: 3

1. Ingredienti:

240ml latte
¼ cucchiaio/i cannella (4g)
½ cucchiaino estratto di vaniglia (3g)
2 cucchiaio/i gelato alla vaniglia (30g)
2 cucchiaio/i avena (30g)
50g proteine in polvere

2. Preparazione:

Mescola tutti gli ingredienti in un mixer fino ad ottenere un composto cremoso.

3. Elementi nutrizionali (per circa 100g di composto):

Contiene Vitamina A, calcio, ferro.

Calorie: 131
   Calorie da grassi: 30
Grassi: 3.3g
   Grassi saturi: 1.8g
Colesterolo: 42mg
Sodio: 73mg
Potassio: 158mg

Carboidrati totali: 10.3g
Fibra: 1g
Zucchero: 4.8g
Proteine: 15.3g
Calorie: 342
   Calorie da grassi: 89
Grassi: 9.9g

Grassi saturi: 5.4g

Colesterolo: 127mg

Sodio: 219mg

Potassio: 474mg

Carboidrati totali: 31g

Fibra: 3.1g

Zucchero: 14.4g

Proteine: 45.9g

4. Frullato alle mandorle

Tempo di preparazione: 5 minuti

Porzioni: 5

1. Ingredienti:

220ml latte di mandorle

120g avena

50g proteine in polvere

80g uva passa

20g mandorle (macinatura)

1 cucchiaio/i burro di arachidi (15g)

2. Preparazione:

Mescola tutti gli ingredienti in un mixer fino ad ottenere un composto cremoso.

3. Elementi nutrizionali (per circa 100g di composto):

Contiene: Vitamina C, ferro, calcio.

Calorie: 241

    Calorie da grassi: 61

Grassi: 6.7g

    Grassi saturi: 1.6g

Colesterolo: 24mg

Sodio: 57mg

Potassio: 339mg

Carboidrati totali: 33.8g

    Fibra: 3.7g

    Zucchero: 12.5g

Proteine: 13.9g

Calorie: 1207

    Calorie da grassi: 304

Grassi: 33.7g

Grassi saturi: 8g

Colesterolo: 122mg

Sodio: 283mg

Potassio: 1693mg

Carboidrati totali: 169g

Fibra: 18.5g

Zucchero: 62.3g

Proteine: 69.4g

5. Frullato Banana & Mandorle

Tempo di preparazione: 5 minuti

Porzioni: 5

1. *Ingredienti:*

2 banane

230ml latte di mandorle

20g mandorle (macinatura)

10g pistacchi (macinatura)

40g proteine in polvere

2. *Preparazione:*

Mescola tutti gli ingredienti in un mixer fino ad ottenere un composto cremoso.

3. *Elementi nutrizionali (per circa 100g di composto):*

Contiene Vitamina A, C, ferro, calcio.

Calorie: 241

    Calorie da grassi: 61

Grassi: 6.7g

    Grassi saturi: 1.6g

Colesterolo: 24mg

Sodio: 57mg

Potassio: 339mg

Carboidrati totali: 33.8g

Fibra: 3.7g

Zucchero: 12.5g

Proteine: 13.9g

Calorie: 1073

    Calorie da grassi: 659

Grassi: 73.2g

Grassi saturi: 52.1g

Carboidrati totali: 78.7g

Colesterolo: 83mg

Fibra: 14.8g

Sodio: 109mg

Zucchero: 39.4g

Potassio: 1934mg

Proteine: 42.8g

6. Frullato alle bacche selvagge

Tempo di preparazione: 5 minuti
Porzioni: 7

1. Ingredienti:

30g fragole
30g mirtilli
30g lamponi
30g ribes
500ml latte
60g proteine in polvere
1 cucchiaino estratto di vaniglia (5g)
1 cucchiaino estratto di limone(5g)

2. Preparazione:

Mescola tutti gli ingredienti in un mixer fino ad ottenere un composto cremoso. Puoi anche aggiungere qualche cubetto di ghiaccio al composto.

3. Elementi nutrizionali (per circa 100g di composto):

Contiene Vitamina A, C, ferro, calcio.

Calorie: 78
   Calorie da grassi: 19
Grassi: 2.1g
   Grassi saturi: 1.2g

Colesterolo: 24mg
Sodio: 50mg
Potassio: 119mg
Carboidrati totali: 6.7g

Fibra: 0.7g

Zucchero: 4.7g

Proteine: 8.7g

Calorie: 549

Calorie da grassi: 131

Grassi: 14.6g

Grassi saturi: 8.1g

Colesterolo: 167mg

Sodio: 351mg

Potassio: 832mg

Carboidrati totali: 46.9g

Fibra: 4.6g

Zucchero: 33g

Proteine: 61g

7. Frullato di fragole
Tempo di preparazione: 5 minuti
Porzioni: 5

1. Ingredienti:

30g fragole
100g Yogurt greco
200ml latte
40g proteine in polvere
2 uova
20g dolcificante (miele/ zucchero di canna)
cubetti di ghiaccio
1 cucchiaino estratto di vaniglia (5g)

2. Preparazione:

Mescola tutti gli ingredienti in un mixer fino ad
ottenere un composto cremoso.
Lo yogurt greco può avere diversi aromi come
vaniglia o fragola, o semplicemente yogurt bianco.
Scegli tu tra tutti i sapori.

3. Elementi nutrizionali (per circa 100g di composto):

Contiene Vitamina A, C, ferro, calcio.

Calorie: 96	Grassi saturi: 1.6g
Calorie da grassi: 32	Colesterolo: 87mg
	Sodio: 65mg
Grassi: 3.5g	Potassio: 131mg

Carboidrati totali:
9.2g
Fibra: 2.5g
Zucchero: 3.4g
Proteine: 11.3g

Calorie: 508
Calorie da grassi:
157
Grassi: 17.4g

Grassi saturi: 8g
Colesterolo: 433mg
Sodio: 326mg
Potassio: 656mg
Carboidrati totali:
45.9g
Fibra: 12.4g
Zucchero: 17.2g
Proteine: 56.6g

8. Frullato fragole e vaniglia

Tempo di preparazione: 5 minuti

Porzioni: 7

1. Ingredienti:

100g fragole

1 banana

1 cucchiaino estratto di vaniglia (5g)

1 cucchiaio/i estratto di fragole(15g)

50g avena

200ml latte

5 uova

Cubetti di ghiaccio

2. Preparazione:

Mescola tutti gli ingredienti in un mixer fino ad ottenere un composto cremoso.

3. Elementi nutrizionali (per circa 100g di composto):

Contiene Vitamina A, C, ferro, calcio.

Calorie: 112

Calorie da grassi: 39

Grassi: 4.3g

Grassi saturi: 1.4g

Colesterolo: 119mg

Sodio: 59mg

Potassio: 170mg

Carboidrati totali: 11.7g

Fibra: 1.4g

Zucchero: 4.6g

Proteine: 6.1g

Calorie: 782
    Calorie da grassi: 271
Grassi: 30.1g
    Grassi saturi: 10.1g
Colesterolo: 835mg

Sodio: 421mg
Potassio: 1189mg
Carboidrati totali: 82g
    Fibra: 10.1g
    Zucchero: 32.5g
Proteine: 43g

9. Frullato Fragola & Nocciole

Tempo di preparazione: 5 minuti
Porzioni: 4

1. Ingredienti:

50g fragole
50g mix nocciole (trito)
200ml latte
100g Yogurt greco
2 cucchiaio/i avena (30g)

2. Preparazione:

Mescola tutti gli ingredienti in un mixer fino ad ottenere un composto cremoso.

3. Elementi nutrizionali (per circa 100g di composto):

Contiene Vitamina A, C, ferro, calcio.

Calorie: 140	Fibra: 1.4g
Calorie da grassi: 81	Zucchero: 4.3g
	Proteine: 6.9g
Grassi: 9g	Calorie: 417
Grassi saturi: 1.4g	Calorie da grassi: 324
Colesterolo: 1mg	
Sodio: 80mg	Grassi: 36g
Potassio: 125mg	Grassi saturi: 5.4g
Carboidrati totali: 9.2g	Colesterolo: 5mg
	Sodio: 321mg

Potassio: 499mg   Fibra: 5.5g

Carboidrati totali: Zucchero: 17.1g

36.9g   Proteine: 27.6g

10. Frullato al Lampone

Tempo di preparazione: 5 minuti
Porzioni: 4

1. Ingredienti:

50g proteine in polvere
100g lamponi
30g fragole
50g panna acida
200ml latte
1 cucchiaino estratto di lime (5g)

2. Preparazione:

Mescola tutti gli ingredienti in un mixer fino ad ottenere un composto cremoso.

3. Elementi nutrizionali (per circa 100g di composto):

Contiene Vitamina A, C, B-12, ferro, calcio.

Calorie: 116
    Calorie da grassi: 41
Grassi: 4.6g
    Grassi saturi: 2.6g
Colesterolo: 36mg
Sodio: 54mg
Potassio: 168mg

Carboidrati totali: 8.1g
    Fibra: 1.8g
    Zucchero: 4.2g
Proteine: 11.4g
Calorie: 465
    Calorie da grassi: 166
Grassi: 18.4g

Grassi saturi:
10.6g
Colesterolo: 143mg
Sodio: 214mg
Potassio: 670mg

Carboidrati totali:
32.5g
Fibra: 7.1g
Zucchero: 16.8g
Proteine: 45.5g

11. Frullato al Mirtillo

Tempo di preparazione: 5 minuti

Porzioni: 6

1. Ingredienti:

250g mirtilli

50g panna acida

80g avena

100ml latte di cocco

160g purea di zucca

Cannella, granella di nocciole per guarnire

2. Preparazione:

Mescola tutti gli ingredienti in un mixer fino ad ottenere un composto cremoso.

3. Elementi nutrizionali (per circa 100g di composto):

Contiene Vitamina A, C, ferro, calcio.

Calorie: 140

Calorie da grassi: 62

Grassi: 6.9g

Grassi saturi: 4.8g

Colesterolo: 4mg

Sodio: 9mg

Potassio: 192mg

Carboidrati totali: 18.5g

Fibra: 3.5g

Zucchero: 5.7g

Proteine: 3g

Calorie: 641

Calorie da grassi: 371

Grassi: 41.2g

Grassi saturi:	Carboidrati totali:
29.1g	112g
Colesterolo: 22mg	Fibra: 21g
Sodio: 56mg	Zucchero: 34.4g
Potassio: 1150mg	Proteine: 18.1g

12. Frullato al Burro di arachidi

Tempo di preparazione: 5 minuti
Porzioni: 6

1. Ingredienti:

300ml latte di mandorle
50g burro di arachidi
50g mix nocciole
6 albumi
1 cucchiaino estratto di burro (5g)

2. Preparazione:

Mescola tutti gli ingredienti in un mixer fino ad ottenere un composto cremoso.

3. Elementi nutrizionali (per circa 100g di composto):

Contiene Vitamina C, ferro, calcio.

Calorie: 236
Calorie da grassi: 191
Grassi: 21.3g
Grassi saturi: 12.2g
Colesterolo: 0mg
Sodio: 109mg
Potassio: 241mg

Carboidrati totali: 6.2g
Fibra: 2g
Zucchero: 3.1g
Proteine: 8.3g
Calorie: 1415
Calorie da grassi: 1148
Grassi: 127.6g

Grassi saturi:	Carboidrati totali:
73.1g	37.2g
Colesterolo: 0mg	Fibra: 11.9g
Sodio: 656mg	Zucchero: 18.5g
Potassio: 1448mg	Proteine: 50.2g

13. Frullato Burro di arachidi & Banana
Tempo di preparazione: 5 minuti
Porzioni: 7

1. *Ingredienti:*

250ml latte di mandorle
2 banane
30g burro di arachidi
5 uova
2 cucchiaini miele (10g)
1 cucchiaino estratto di vaniglia (5g)

2. *Preparazione:*

Mescola tutti gli ingredienti in un mixer fino ad
ottenere un composto cremoso.

3. *Elementi nutrizionali (per circa 100g di
composto):*

Contiene Vitamina A, C, ferro, calcio.

Calorie: 191
   Calorie da grassi: 126
Grassi: 14g
   Grassi saturi: 9.1g
Colesterolo: 117mg
Sodio: 70mg
Potassio: 288mg

Carboidrati totali: 12.5g
   Fibra: 1.9g
   Zucchero: 7.7g
Proteine: 6.2g
Calorie: 1339
   Calorie da grassi: 884
Grassi: 98.2g

Grassi saturi:	Carboidrati totali:
63.9g	87.6g
Colesterolo: 818mg	Fibra: 13.5g
Sodio: 487mg	Zucchero: 53.9g
Potassio: 2015mg	Proteine: 43.6g

14. Frullato Burro di arachidi & Cioccolato

Tempo di preparazione: 5 minuti
Porzioni: 3

1. Ingredienti:

2 cucchiaio/i polvere di cacao (30g)
30g burro di arachidi
250ml latte di mandorle
50g proteine in polvere

2. Preparazione:

Mescola tutti gli ingredienti in un mixer fino ad ottenere un composto cremoso.

3. Elementi nutrizionali (per circa 100g di composto):

Contiene Vitamina C, ferro, calcio.

Calorie: 326
   Calorie da grassi: 240
Grassi: 26.6g
   Grassi saturi: 19.7g
Colesterolo: 35mg
Sodio: 89mg
Potassio: 472mg
Carboidrati totali: 10.6g

Fibra: 3.5g
Zucchero: 4.3g
Proteine: 17g
Calorie: 977
   Calorie da grassi: 719
Grassi: 79.9g
   Grassi saturi: 59.1g
Colesterolo: 104mg
Sodio: 267mg

Potassio: 1415mg Fibra: 10.6g

Carboidrati totali: Zucchero: 13g

31.8g Proteine: 51g

15. Frullato al Cioccolato

Tempo di preparazione: 5 minuti
Porzioni: 6

1. Ingredienti:

3 cucchiaio/i polvere di cacao (45g)
250ml latte
120ml purea di zucca
1 cucchiaino estratto di vaniglia (5g)
5 uova

2. Preparazione:

Mescola tutti gli ingredienti in un mixer fino ad ottenere un composto cremoso.

3. Elementi nutrizionali (per circa 100g di composto):

Contiene Vitamina A, C, ferro, calcio

Calorie: 89
    Calorie da grassi: 44
Grassi: 4.9g
    Grassi saturi: 1.9g
Colesterolo: 140mg
Sodio: 73mg
Potassio: 185mg
Carboidrati totali: 5.6g

Fibra: 1.4g
Zucchero: 3g
Proteine: 6.7g
Calorie: 534
    Calorie da grassi: 267
Grassi: 29.6g
    Grassi saturi: 11.4g
Colesterolo: 840mg

Sodio: 439mg
Potassio: 1112mg
Carboidrati totali:
    33.8g

Fibra: 8.4g
Zucchero: 18.2g
Proteine: 40.4g

16. Cioccolato & Mandorla

Tempo di preparazione: 5 minuti
Porzioni: 5

1. Ingredienti:

2 cucchiaio/i cioccolato pudding (30g)
50g mandorla (trito)
300ml latte
40g proteine in polvere
1 cucchiaino sciroppo di amaretto (5g)

2. Preparazione:

Mescola tutti gli ingredienti in un mixer fino ad
ottenere un composto cremoso.

3. Elementi nutrizionali (per circa 100g di composto):

Contiene Vitamina A, ferro, calcio.

Calorie: 131

Calorie da grassi: 61

Grassi: 6.8g

Grassi saturi: 1.4g

Colesterolo: 22mg

Sodio: 70mg

Potassio: 154mg

Carboidrati totali: 9g

Fibra: 1.3g

Zucchero: 3.5g

Proteine: 9.9g

Calorie: 656

Calorie da grassi: 303

Grassi: 33.7g

Grassi saturi: 6.9g

Colesterolo: 109mg

Sodio: 351mg

Potassio: 770mg

Carboidrati totali:
45.2g
Fibra: 6.5g

Zucchero: 17.2g
Proteine: 49.3g

17. Frullato Caramello e nocciole

Tempo di preparazione: 5 minuti

Porzioni: 4

1. *Ingredienti:*

50g nocciole(trito)

1 cucchiaino sciroppo di caramello (5g)

1 cucchiaino sciroppo d'acero (5g)

250ml latte di mandorle

50g proteine in polvere

2. *Preparazione:*

Mescola tutti gli ingredienti in un mixer fino ad ottenere un composto cremoso.

3. *Elementi nutrizionali (per circa 100g di composto):*

Contiene Vitamina C, ferro, calcio.

Calorie: 307
Calorie da grassi: 211
Grassi: 23.4g
Grassi saturi: 14.3g
Colesterolo: 26mg
Sodio: 37mg
Potassio: 326mg

Carboidrati totali: 15.5g
Fibra: 2.6g
Zucchero: 11g
Proteine: 12.2g
Calorie: 1228
Calorie da grassi: 844
Grassi: 93.8g

Grassi saturi: 57.3g

Colesterolo: 104mg

Sodio: 148mg

Potassio: 1303mg

Carboidrati totali: 61.8g

Fibra: 10.4g

Zucchero: 44.1g

Proteine: 49g

18. Frullato di Prugna

Tempo di preparazione: 5 minuti

Porzioni: 8

1. Ingredienti:

200g prugna
50g uva passa
200ml latte
4 uova
100g quark
70g avena

2. Preparazione:

Mescola tutti gli ingredienti in un mixer fino ad ottenere un composto cremoso.

3. Elementi nutrizionali (per circa 100g di composto):

Contiene Vitamina A, C, ferro, calcio.

Calorie: 122
  Calorie da grassi: 43
Grassi: 4.7g
  Grassi saturi: 1.8g
Colesterolo: 87mg
Sodio: 62mg
Potassio: 149mg

Carboidrati totali: 14.7g
Fibra: 1.3g
Zucchero: 7.2g
Proteine: 6.2g
Calorie: 975
  Calorie da grassi: 340
Grassi: 37.8g

Grassi saturi: 14.3g

Colesterolo: 699mg

Sodio: 499mg

Potassio: 1190mg

Carboidrati totali: 117g

Fibra: 10.7g

Zucchero: 57.7g

Proteine: 49.7g

19. Frullato Tropicale

Tempo di preparazione: 5 minuti

Porzioni: 5

1. Ingredienti:

1 banana

150g ananas

40g mango

200ml latte di cocco

1 cucchiaino miele (5g)

50g proteine in polvere

2. Preparazione:

Mescola tutti gli ingredienti in un mixer fino ad ottenere un composto cremoso.

3. Elementi nutrizionali (per circa 100g di composto):

Contiene Vitamina A, C, ferro, calcio.

Calorie: 178

    Calorie da grassi: 94

Grassi: 10.4g

    Grassi saturi: 8.9g

Colesterolo: 21mg

Sodio: 25mg

Potassio: 294mg

Carboidrati totali: 15.3g

    Fibra: 2.1g

Zucchero: 9.9g

Proteine: 8.5g

Calorie: 889

    Calorie da grassi: 468

Grassi: 52g

Grassi saturi: 44.6g	Carboidrati totali: 76.4g
Colesterolo: 104mg	Fibra: 10.3g
Sodio: 124mg	Zucchero: 49.2g
Potassio: 1468mg	Proteine: 42.7g

20. Frullato di Pesca

Tempo di preparazione: 5 minuti
Porzioni: 8

1. Ingredienti:

6 pesche
300ml latte
140g mandarini
30g avena
4 uova

2. Preparazione:

Mescola tutti gli ingredienti in un mixer fino ad ottenere un composto cremoso.

3. Elementi nutrizionali (per circa 100g di composto):

Contiene Vitamina A, C, ferro, calcio.

Calorie: 70	Fibra: 1g
Calorie da grassi: 20	Zucchero: 7.2g
	Proteine: 3.5g
Grassi: 2.3g	Calorie: 839
Grassi saturi: 0.3g	Calorie da grassi: 245
Colesterolo: 57mg	
Sodio: 34mg	Grassi: 27.3g
Potassio: 137mg	Grassi saturi: 9.7g
Carboidrati totali: 9.5g	Colesterolo: 680mg
	Sodio: 405mg

Potassio: 1639mg
Carboidrati totali:
115g

Fibra: 12.4g
Zucchero: 86.2g
Proteine: 41.6g

21. Frullato Prugna & Limone
Tempo di preparazione: 5 minuti
Porzioni: 6

1. Ingredienti:

150g prugne
2 limoni (succo)
2 cucchiaini miele (10g)
200ml latte
Cubetti di ghiaccio
150g Yogurt greco
4 uova

2. Preparazione:

Mescola tutti gli ingredienti in un mixer fino ad ottenere un composto cremoso.

3. Elementi nutrizionali (per circa 100g di composto):

Contiene Vitamina A, C, ferro, calcio.

Calorie: 74	Carboidrati totali:
Calorie da grassi: 29	6.4g
	Fibra: 0.6g
Grassi: 3.2g	Zucchero: 5.1g
Grassi saturi: 1.3g	Proteine: 5.8g
Colesterolo: 85mg	Calorie: 589
Sodio: 50mg	Calorie da grassi:
Potassio: 111mg	228

Grassi: 25.3g
   Grassi saturi:
   10.3g
Colesterolo: 679mg
Sodio: 397mg
Potassio: 890mg

Carboidrati totali:
   51.2g
   Fibra: 4.6g
   Zucchero: 40.9g
Proteine: 45.9g

22. Frullato di Ananas

Tempo di preparazione: 5 minuti

Porzioni: 6

1. Ingredienti:

300g ananas

200ml latte di mandorle

30g lamponi

30g avena

1 lime (succo)

40g proteine in polvere

2. Preparazione:

Mescola tutti gli ingredienti in un mixer fino ad ottenere un composto cremoso.

3. Elementi nutrizionali (per circa 100g di composto):

Contiene Vitamina A, C, ferro, calcio.

Calorie: 153

   Calorie da grassi: 80

Grassi: 8.9g

   Grassi saturi: 7.4g

Colesterolo: 14mg

Sodio: 18mg

Potassio: 218mg

Carboidrati totali: 14.4g

Fibra: 2.6g

Zucchero: 6.7g

Proteine: 6.6g

Calorie: 920

   Calorie da grassi: 481

Grassi: 53.4g

Grassi saturi:
44.5g
Colesterolo: 83mg
Sodio: 109mg
Potassio: 1309mg

Carboidrati totali:
86.3g
Fibra: 15.5g
Zucchero: 40.3g
Proteine: 39.6g

23. Frullato di Arancia
Tempo di preparazione: 5 minuti
Porzioni: 8

1. Ingredienti:

5 arance
10 uova
2 cucchiaio/i miele

2. Preparazione:

Mescola tutti gli ingredienti in un mixer fino ad
ottenere un composto cremoso.

3. Elementi nutrizionali (per circa 100g di composto):

Contiene Vitamina A, C, ferro, calcio.

Calorie: 85
   Calorie da grassi: 29
Grassi: 3.2g
   Grassi saturi: 1g
Colesterolo: 117mg
Sodio: 44mg
Potassio: 163mg
Carboidrati totali: 10.4g
   Fibra: 1.6g
   Zucchero: 8.8g

Proteine: 4.6g
Calorie: 1189
   Calorie da grassi: 404
Grassi: 44.8g
   Grassi saturi: 13.8g
Colesterolo: 1637mg
Sodio: 618mg
Potassio: 2277mg
Carboidrati totali: 146g

Fibra: 22.2g   Proteine: 64.1g
Zucchero: 123.9g

24. Pinna Colada

Tempo di preparazione: 5 minuti
Porzioni: 8

1. Ingredienti:

200g ananas
200g latte di cocco
50g avena
300ml latte
4 uova

2. Preparazione:

Mescola tutti gli ingredienti in un mixer fino ad ottenere un composto cremoso.

3. Elementi nutrizionali (per circa 100g di composto):

Contiene Vitamina A, C, ferro, calcio.

Calorie: 128
  Calorie da grassi: 75
Grassi: 8.3g
  Grassi saturi: 5.8g
Colesterolo: 76mg
Sodio: 48mg
Potassio: 149mg
Carboidrati totali: 9.8g
Fibra: 1.1g
Zucchero: 4.7g
Proteine: 4.9g
Calorie: 1155
  Calorie da grassi: 675
Grassi: 75g
  Grassi saturi: 52.1g
Colesterolo: 680mg

Sodio: 428mg
Potassio: 1339mg
Carboidrati totali:
   87.8g

Fibra: 12.2g
Zucchero: 42.2g
Proteine: 44.5g

25. Frullato alla Mela

Tempo di preparazione: 5 minuti
Porzioni: 3

1. Ingredienti:

350g mela
1 cucchiaino cannella
200ml latte di mandorle
2 cucchiaino estratto di vaniglia
40g proteine in polvere

2. Preparazione:

Mescola tutti gli ingredienti in un mixer fino ad ottenere un composto cremoso.

3. Elementi nutrizionali (per circa 100g di composto):

Contiene Vitamina C, ferro, calcio.

Calorie: 139
Calorie da grassi: 77
Grassi: 8.6g
Grassi saturi: 7.4g
Colesterolo: 14mg
Sodio: 18mg
Potassio: 193mg
Carboidrati totali: 11.2g
Fibra: 2.3g
Zucchero: 7.6g
Proteine: 5.7g
Calorie: 833
Calorie da grassi: 463
Grassi: 51.4g
Grassi saturi: 44.1g
Colesterolo: 83mg

Sodio: 106mg
Potassio: 1157mg
Carboidrati totali: 67.3g

Fibra: 14.2g
Zucchero: 45.5g
Proteine: 34.3g

26. Frullato di Uovo

Tempo di preparazione: 5 minuti
Porzioni: 8

1. Ingredienti:

10 uova
300ml latte
100g Yogurt greco
2 cucchiaio/i miele (30g)
50g avena

2. Preparazione:

Mescola tutti gli ingredienti in un mixer fino ad ottenere un composto cremoso.

3. Elementi nutrizionali (per circa 100g di composto):

Contiene Vitamina A, ferro, calcio.

Calorie: 131
Calorie da grassi: 55
Grassi: 6.1g
Grassi saturi: 2.2g
Colesterolo: 185mg
Sodio: 89mg
Potassio: 123mg
Carboidrati totali: 10.1g
Fibra: 0.6g
Zucchero: 6.3g
Proteine: 9.1g
Calorie: 1176
Calorie da grassi: 498
Grassi: 55.3g
Grassi saturi: 19.5g
Colesterolo: 1667mg

Sodio: 799mg

Potassio: 1111mg

Carboidrati totali:
91.1g

Fibra: 5.1g

Zucchero: 56.3g

Proteine: 82.2g

27. Frullato di Zucca

Tempo di preparazione: 5 minuti
Porzioni: 6

1. Ingredienti:

300g zucca
300g lamponi
50g panna acida
200ml latte di mandorle
40g proteine in polvere

2. Preparazione:

Mescola tutti gli ingredienti in un mixer fino ad ottenere un composto cremoso.

3. Elementi nutrizionali (per circa 100g di composto):

Contiene Vitamina A, C, ferro, calcio.

Calorie: 123
  Calorie da grassi: 72
Grassi: 8g
  Grassi saturi: 6.4g
Colesterolo: 13mg
Sodio: 18mg
Potassio: 238mg
Carboidrati totali: 9.8g
Fibra: 4.1g
Zucchero: 3.9g
Proteine: 5.2g
Calorie: 986
  Calorie da grassi: 576
Grassi: 64g
  Grassi saturi: 51.1g
Colesterolo: 105mg

Sodio: 146mg

Potassio: 1903mg

Carboidrati totali:
   78.2g

Fibra: 32.7g

Zucchero: 31.2g

Proteine: 41.7g

28. Frullato di Barbabietole

Tempo di preparazione: 5 minuti
Porzioni: 6

1. Ingredienti:

300g barbabietole
50g prezzemolo
80g mirtilli
200ml latte
60g proteine in polvere

2. Preparazione:

Mescola tutti gli ingredienti in un mixer fino ad ottenere un composto cremoso.

3. Elementi nutrizionali (per circa 100g di composto):

Contiene Vitamina A, C, ferro, calcio.

Calorie: 89
Calorie da grassi: 14
Grassi: 1.5g
Grassi saturi: 0.7g
Colesterolo: 24mg
Sodio: 77mg
Potassio: 285mg
Carboidrati totali: 10.3g
Fibra: 1.6g
Zucchero: 7.2g
Proteine: 9.5g
Calorie: 531
Calorie da grassi: 81
Grassi: 9g
Grassi saturi: 4.5g
Colesterolo: 142mg
Sodio: 464mg

Potassio: 1711mg
Carboidrati totali:
61.9g

Fibra: 9.6g
Zucchero: 43.3g
Proteine: 56.8g

29. Frullato di Noce di cocco

Tempo di preparazione: 5 minuti

Porzioni: 5

1. Ingredienti:

100ml latte di cocco
200ml latte
100g Yogurt greco
50g proteine in polvere
1 cucchiaino estratto di noce di cocco
30g fiocchi di cocco

2. Preparazione:

Mescola tutti gli ingredienti in un mixer fino ad ottenere un composto cremoso.

3. Elementi nutrizionali (per circa 100g di composto):

Contiene Vitamina A, C, ferro, calcio.

Calorie: 145
   Calorie da grassi: 78
Grassi: 8.7g
   Grassi saturi: 7.2g
Colesterolo: 25mg
Sodio: 48mg
Potassio: 184mg

Carboidrati totali: 6.2g
   Fibra: 1g
   Zucchero: 4.1g
Proteine: 11.1g
Calorie: 723
   Calorie da grassi: 391
Grassi: 43.4g

Grassi saturi:
35.9g
Colesterolo: 126mg
Sodio: 241mg
Potassio: 922mg

Carboidrati totali:
30.8g
Fibra: 4.9g
Zucchero: 20.6g
Proteine: 55.8g

30. Frullato al Mango

Tempo di preparazione: 5 minuti
Porzioni: 8

1. Ingredienti:

3 mango
1 banana
50g fragole
300ml latte
1 lime succo
6 uova

2. Preparazione:

Mescola tutti gli ingredienti in un mixer fino ad ottenere un composto cremoso.

3. Elementi nutrizionali (per circa 100g di composto):

Contiene Vitamina A, C, ferro, calcio.

Calorie: 87
   Calorie da grassi: 31
Grassi: 3.4g
   Grassi saturi: 1.2g
Colesterolo: 101mg
Sodio: 52mg
Potassio: 155mg

Carboidrati totali: 10.3g
   Fibra: 1g
   Zucchero: 7.8g
Proteine: 4.7g
Calorie: 874
   Calorie da grassi: 306
Grassi: 34g

Grassi saturi: 12.3g

Colesterolo: 1007mg

Sodio: 524mg

Potassio: 1549mg

Carboidrati totali: 103g

Fibra: 9.7g

Zucchero: 78.5g

Proteine: 46.7g

31. Frullato di Anguria

Tempo di preparazione: 5 minuti
Porzioni: 6

1. Ingredienti:

300g anguria
200g cantalupo
200ml acqua
1 cucchiaino estratto di vaniglia
50g panna acida
50g proteine in polvere

2. Preparazione:

Mescola tutti gli ingredienti in un mixer fino ad ottenere un composto cremoso.

3. Elementi nutrizionali (per circa 100g di composto):

Contiene Vitamina A, C, ferro, calcio.

Calorie: 59
  Calorie da grassi: 16
Grassi: 1.8g
  Grassi saturi: 1g
Colesterolo: 16mg
Sodio: 20mg
Potassio: 154mg

Carboidrati totali: 5.9g
Fibra: 0g
Zucchero: 4.5g
Proteine: 5.1g

Calorie: 471
  Calorie da grassi: 128

Grassi: 14.2g
   Grassi saturi: 8.3g
Colesterolo: 126mg
Sodio: 158mg
Potassio: 1230mg

Carboidrati totali:
   47.5g
Fibra: 3g
Zucchero: 36.2g
Proteine: 40.7g

32. Frullato al Yogurt greco

Tempo di preparazione: 5 minuti
Porzioni: 6

1. Ingredienti:

300g Yogurt greco
100g latte di cocco
2 cucchiaio/i miele (30g)
40g uva passa
200ml latte di mandorle

2. Preparazione:

Mescola tutti gli ingredienti in un mixer fino ad ottenere un composto cremoso.

3. Elementi nutrizionali (per circa 100g di composto):

Contiene Vitamina A, C, ferro, calcio.

Calorie: 167
   Calorie da grassi: 101
Grassi: 11.2g
   Grassi saturi: 9.8g
Colesterolo: 2mg
Sodio: 21mg
Potassio: 220mg
Carboidrati totali: 13.6g

Fibra: 1.2g
Zucchero: 11.5g
Proteine: 5.5g
Calorie: 1169
   Calorie da grassi: 706
Grassi: 78.4g
   Grassi saturi: 68.5g
Colesterolo: 15mg

Sodio: 149mg

Potassio: 1541mg

Carboidrati totali:
95.1g

Fibra: 8.2g

Zucchero: 80.3g

Proteine: 38.3g

33. Frullato Caffè & Banana

Tempo di preparazione: 5 minuti
Porzioni: 6

1. Ingredienti:

25g caffè (macinatura)
2 banane
150ml latte di mandorle
20g burro di arachidi
100ml acqua
5 uova

2. Preparazione:

Mescola tutti gli ingredienti in un mixer fino ad ottenere un composto cremoso.

3. Elementi nutrizionali (per circa 100g di composto):

Contiene Vitamina A, C, ferro, calcio.

Calorie: 142
   Calorie da grassi: 89
Grassi: 9.9g
   Grassi saturi: 5.9g
Colesterolo: 117mg
Sodio: 61mg
Potassio: 240mg

Carboidrati totali: 9.7g
Fibra: 1.5g
Zucchero: 5.4g
Proteine: 5.5g
Calorie: 992
   Calorie da grassi: 621
Grassi: 69g

Grassi saturi: 41.4g

Colesterolo: 818mg

Sodio: 429mg

Potassio: 1683mg

Carboidrati totali: 68g

Fibra: 10.7g

Zucchero: 37.5g

Proteine: 38.8g

34. Frullato di Spinaci
Tempo di preparazione: 5 minuti
Porzioni: 7

1. Ingredienti:

200g spinaci
50g prezzemolo
70g lamponi
200ml latte
100ml acqua
50g panna acida
50g proteine in polvere

2. Preparazione:

Mescola tutti gli ingredienti in un mixer fino ad
ottenere un composto cremoso.

3. Elementi nutrizionali (per circa 100g di composto):

Contiene Vitamina A, C, ferro, calcio.

Calorie: 72
   Calorie da grassi: 25
Grassi: 2.8g
   Grassi saturi: 1.5g
Colesterolo: 20mg
Sodio: 58mg
Potassio: 282mg

Carboidrati totali: 5.3g
Fibra: 1.5g
Zucchero: 2.2g
Proteine: 7.4g
Calorie: 504
   Calorie da grassi: 174

Grassi: 19.3g
   Grassi saturi:
   10.8g
Colesterolo: 143mg
Sodio: 403mg

Potassio: 1973mg
Carboidrati totali: 37g
   Fibra: 10.6g
   Zucchero: 15.2g
Proteine: 52.1g

35. Frullato di Chia

Tempo di preparazione: 5 minuti
Porzioni: 5

1. Ingredienti:

100g semi di chia
200ml latte di mandorle
50 panna acida
50g prezzemolo
100ml acqua
40g proteine in polvere

2. Preparazione:

Mescola tutti gli ingredienti in un mixer fino ad
ottenere un composto cremoso.

3. Elementi nutrizionali (per circa 100g di composto):

Contiene Vitamina A, C, ferro, calcio.

Calorie: 174
Calorie da grassi: 123
Grassi: 13.7g
Grassi saturi: 10g
Colesterolo: 20mg
Sodio: 30mg
Potassio: 260mg

Carboidrati totali: 6.2g
Fibra: 3.3g
Zucchero: 1.7g
Proteine: 8.4g
Calorie: 872
Calorie da grassi: 615
Grassi: 68.3g

Grassi saturi: 50.1g	Carboidrati totali: 31.2g
Colesterolo: 99mg	Fibra: 16.5g
Sodio: 152mg	Zucchero: 8.5g
Potassio: 1300mg	Proteine: 42.1g

36. Frullato alla Papaya

Tempo di preparazione: 5 minuti
Porzioni: 6

1. Ingredienti:

3 frutti di papaya
50g avena
300ml latte
1 cucchiaino estratto di vaniglia
50g proteine in polvere

2. Preparazione:

Mescola tutti gli ingredienti in un mixer fino ad ottenere un composto cremoso.

3. Elementi nutrizionali (per circa 100g di composto):

Contiene Vitamina A, C, ferro, calcio.

Calorie: 95
Calorie da grassi: 14
Grassi: 1.6g
Grassi saturi: 0.7g
Colesterolo: 16mg
Sodio: 34mg
Potassio: 81mg
Carboidrati totali: 14.1g
Fibra: 1.4g
Zucchero: 5.4g
Proteine: 6.5g
Calorie: 760
Calorie da grassi: 113
Grassi: 12.6g
Grassi saturi: 5.9g
Colesterolo: 130mg
Sodio: 268mg

Potassio: 648mg
Carboidrati totali:
113g

Fibra: 11.1g
Zucchero: 43.5g
Proteine: 52.4g

37. Frullato Vaniglia & Avocado

Tempo di preparazione: 5 minuti

Porzioni: 8

1. Ingredienti:

3 avocado

20g vaniglia Zucchero

150ml latte

200ml acqua

1 cucchiaino estratto di vaniglia

40g proteine in polvere (vaniglia)

2. Preparazione:

Mescola tutti gli ingredienti in un mixer fino ad ottenere un composto cremoso.

3. Elementi nutrizionali (per circa 100g di composto):

Contiene Vitamina A, C, ferro, calcio.

Calorie: 155

 Calorie da grassi: 111

Grassi: 12.3g

 Grassi saturi: 2.8g

Colesterolo: 10mg

Sodio: 19mg

Potassio: 325mg

Carboidrati totali: 8.5g

Fibra: 4g

Zucchero: 3.2g

Proteine: 4.5g

Calorie: 1549

 Calorie da grassi: 1108

Grassi: 123.1g

Grassi saturi: 27.8g

Colesterolo: 96mg

Sodio: 187mg

Potassio: 3248mg

Carboidrati totali: 84.8g

Fibra: 40.4g

Zucchero: 31.7g

Proteine: 45.1g

38. Ciliegia & Mandorle Shake

Tempo di preparazione: 5 minuti
Porzioni: 8

1. Ingredienti:

300g ciliegie
100g latte di mandorle
6 uova
30g mandorle (trito)
75g panna acida
200g latte
1 cucchiaio/i estratto di vaniglia

2. Preparazione:

Mescola tutti gli ingredienti in un mixer fino ad ottenere un composto cremoso.

3. Elementi nutrizionali (per circa 100g di composto):

Contiene Vitamina A, C, ferro, calcio.

Calorie: 158	Carboidrati totali:
Calorie da grassi: 85	12.5g
	Fibra: 0.9g
Grassi: 9.5g	Zucchero: 1.9g
Grassi saturi: 4.8g	Proteine: 5.8g
Colesterolo: 115mg	Calorie: 1424
Sodio: 64mg	Calorie da grassi:
Potassio: 155mg	766

Grassi: 85.1g
   Grassi saturi:
   42.8g
Colesterolo: 1031mg
Sodio: 574mg
Potassio: 1394mg

Carboidrati totali:
   113g
Fibra: 7.8g
   Zucchero: 17.4g
Proteine: 51.9g

39. Frullato alla Carota

Tempo di preparazione: 5 minuti

Porzioni: 8

1. Ingredienti:

300g carota

200g fragole

30g prezzemolo

200ml latte

50g latte di cocco

30g avena

5 uova

2. Preparazione:

Mescola tutti gli ingredienti in un mixer fino ad ottenere un composto cremoso.

3. Elementi nutrizionali (per circa 100g di composto):

Contiene Vitamina A, C, ferro, calcio.

Calorie: 84

Calorie da grassi: 37

Grassi: 4.1g

Grassi saturi: 2g

Colesterolo: 84mg

Sodio: 64mg

Potassio: 208mg

Carboidrati totali: 8.2g

Fibra: 1.7g

Zucchero: 3.8g

Proteine: 4.4g

Calorie: 844

Calorie da grassi: 367

Grassi: 40.8g
  Grassi saturi:
    20.3g
Colesterolo: 835mg
Sodio: 640mg
Potassio: 2085mg

Carboidrati totali:
  81.7g
  Fibra: 16.5g
  Zucchero: 37.8g
Proteine: 44.2g

40. Frullato all'Uva

Tempo di preparazione: 5 minuti
Porzioni: 8

1. Ingredienti:

400g uva
50g mirtilli
200ml latte
100g Yogurt greco
1 cucchiaio/i estratto di vaniglia
50g proteine in polvere

2. Preparazione:

Mescola tutti gli ingredienti in un mixer fino ad ottenere un composto cremoso.

3. Elementi nutrizionali (per circa 100g di composto):

Contiene Vitamina A, C, ferro, calcio.

Calorie: 88
  Calorie da grassi: 12
Grassi: 1.4g
  Grassi saturi: 0.8g
Colesterolo: 16mg
Sodio: 29mg
Potassio: 171mg

Carboidrati totali: 12.2g
Fibra: 0.6g
Zucchero: 10.8g
Proteine: 6.9g
Calorie: 706
  Calorie da grassi: 97
Grassi: 10.8g

Grassi saturi: 6g
Colesterolo: 126mg
Sodio: 229mg
Potassio: 1364mg

Carboidrati totali:
97.6g
Fibra: 4.8g
Zucchero: 86.4g
Proteine: 55.4g

41. Frullato Anacardi e Cacao

Tempo di preparazione: 5 minuti

Porzioni: 4

1. *Ingredienti:*

50g anacardi (trito)

2 cucchiaio/i polvere di cacao (30g)

100ml latte di mandorle

200ml acqua

50g proteine in polvere (cioccolato)

2. *Preparazione:*

Mescola tutti gli ingredienti in un mixer fino ad ottenere un composto cremoso.

3. *Elementi nutrizionali (per circa 100g di composto):*

Contiene Vitamina C, ferro, calcio.

Calorie: 197

Calorie da grassi: 127

Grassi: 14.1g

Grassi saturi: 7.8g

Colesterolo: 26mg

Sodio: 30mg

Potassio: 209mg

Carboidrati totali: 10.7g

Fibra: 3.2g

Zucchero: 1.9g

Proteine: 12.9g

Calorie: 789

Calorie da grassi: 507

Grassi: 56.3g

Grassi saturi: 31.3g	Carboidrati totali: 42.9g
Colesterolo: 104mg	Fibra: 12.7g
Sodio: 119mg	Zucchero: 7.4g
Potassio: 834mg	Proteine: 51.7g

42. Frullato di Cavolo

Tempo di preparazione: 5 minuti

Porzioni: 6

1. Ingredienti:

300g cavolo

50g prezzemolo

1 lime (succo)

20g zenzero

300ml acqua

50ml latte

50g proteine in polvere

2. Preparazione:

Mescola tutti gli ingredienti in un mixer fino ad ottenere un composto cremoso.

3. Elementi nutrizionali (per circa 100g di composto):

Contiene Vitamina A, C, ferro, calcio.

Calorie: 59

   Calorie da grassi: 6

Grassi: 0.7g

   Grassi saturi: 0g

Colesterolo: 14mg

Sodio: 36mg

Potassio: 300mg

Carboidrati totali: 8g

Fibra: 1.3g

Zucchero: 0.8g

Proteine: 6.3g

Calorie: 475

   Calorie da grassi: 52

Grassi: 5.8g

   Grassi saturi: 2.6g

Colesterolo: 108mg

Sodio: 288mg

Potassio: 2402mg

Carboidrati totali:
    64.2g

Fibra: 10.5g

Zucchero: 6g

Proteine: 50.1g

43. Frullato di Lattuga
Tempo di preparazione: 5 minuti
Porzioni: 8

1. *Ingredienti:*

300g lattuga
50g spinaci
30g prezzemolo
100ml latte di mandorle
30g avena
5 uova
300ml latte

2. *Preparazione:*

Mescola tutti gli ingredienti in un mixer fino ad ottenere un composto cremoso.

3. *Elementi nutrizionali (per circa 100g di composto):*

Contiene Vitamina A, C, ferro, calcio.

Calorie: 88
    Calorie da grassi: 50
Grassi: 5.5g
    Grassi saturi: 3.2g
Colesterolo: 84mg
Sodio: 54mg
Potassio: 172mg

Carboidrati totali: 5.6g
    Fibra: 0.9g
    Zucchero: 2.3g
Proteine: 4.8g
Calorie: 880
    Calorie da grassi: 498

Grassi: 55.3g
   Grassi saturi:
   32.5g
Colesterolo: 844mg
Sodio: 544mg
Potassio: 1716mg

Carboidrati totali:
   55.6g
   Fibra: 9.3g
   Zucchero: 22.8g
Proteine: 47.8g

44. Frullato Cavolo & Zenzero

Tempo di preparazione: 5 minuti

Porzioni: 6

1. Ingredienti:

200g cavolo

20g zenzero

4 uova

50g latte di cocco

100g Yogurt greco

200g latte di mandorle

1-2 cucchiaio/i miele (15-30g)

20g semi di chia

2. Preparazione:

Mescola tutti gli ingredienti in un mixer fino ad ottenere un composto cremoso.

3. Elementi nutrizionali (per circa 100g di composto):

Contiene Vitamina A, C, ferro, calcio.

Calorie: 146

Calorie da grassi: 93

Grassi: 10.3g

Grassi saturi: 7.6g

Colesterolo: 82mg

Sodio: 51mg

Potassio: 292mg

Carboidrati totali: 9.2g

Fibra: 1.6g

Zucchero: 4g

Proteine: 5.9g

Calorie: 1165

Calorie da grassi: 740

Grassi: 82.2g

  Grassi saturi: 60.4g

Colesterolo: 660mg

Sodio: 410mg

Potassio: 2338mg

Carboidrati totali: 73.7g

  Fibra: 13.1g

  Zucchero: 31.6g

Proteine: 47g

45. Frullato di Cocomero
Tempo di preparazione: 5 minuti
Porzioni: 6

1. *Ingredienti:*

300g cocomero
50g prezzemolo
80g ricotta
1 cucchiaino estratto di lime (5g)
300ml acqua
40g proteine in polvere

2. *Preparazione:*

Mescola tutti gli ingredienti in un mixer fino ad ottenere un composto cremoso.

3. *Elementi nutrizionali (per circa 100g di composto):*

Contiene Vitamina A, C, ferro, calcio.

Calorie: 39	Fibra: 0.6g
Calorie da grassi: 5	Zucchero: 1g
Grassi: 0.6g	Proteine: 5.4g
Grassi saturi: 0g	Calorie: 310
Colesterolo: 11mg	Calorie da grassi: 43
Sodio: 55mg	
Potassio: 137mg	Grassi: 4.8g
Carboidrati totali: 3.6g	Grassi saturi: 2.4g
	Colesterolo: 90mg

Sodio: 441mg
Potassio: 1092mg
Carboidrati totali:
   28.8g

Fibra: 5g
Zucchero: 8g
Proteine: 43.5g

46. Frullato di Matcha

Tempo di preparazione: 5 minuti
Porzioni: 6

1. Ingredienti:

20g matcha
1 lime (succo)
100g Yogurt greco
5 uova
50g prezzemolo
50ml latte di cocco
200ml latte

2. Preparazione:

Mescola tutti gli ingredienti in un mixer fino ad ottenere un composto cremoso.

3. Elementi nutrizionali (per circa 100g di composto):

Contiene Vitamina A, C, ferro, calcio.

Calorie: 94
    Calorie da grassi: 52
Grassi: 5.8g
    Grassi saturi: 3.1g
Colesterolo: 120mg
Sodio: 68mg
Potassio: 148mg

Carboidrati totali: 4.6g
Fibra: 0.7g
Zucchero: 3g
Proteine: 6.8g
Calorie: 661
    Calorie da grassi: 367

Grassi: 40.8g
   Grassi saturi:
   21.7g
Colesterolo: 840mg
Sodio: 477mg
Potassio: 1033mg

Carboidrati totali:
   32.1g
   Fibra: 4.7g
   Zucchero: 21.3g
Proteine: 47.6g

47. Frullato di Broccoli
Tempo di preparazione: 5 minuti
Porzioni: 6

1. Ingredienti:

200g broccoli
50g prezzemolo
30g spinaci
30g ricotta
300ml latte
100ml acqua
4 uova

2. Preparazione:

Mescola tutti gli ingredienti in un mixer fino ad ottenere un composto cremoso.

3. Elementi nutrizionali (per circa 100g di composto):

Contiene Vitamina A, C, ferro, calcio.

Calorie: 59
  Calorie da grassi: 25
Grassi: 2.8g
  Grassi saturi: 1.1g
Colesterolo: 76mg
Sodio: 71mg
Potassio: 169mg

Carboidrati totali: 3.9g
Fibra: 0.8g
Zucchero: 2.1g
Proteine: 4.9g
Calorie: 526
  Calorie da grassi: 230

Grassi: 25.6g
    Grassi saturi: 9.7g
Colesterolo: 682mg
Sodio: 635mg
Potassio: 1521mg

Carboidrati totali:
    35.2g
    Fibra: 7.5g
    Zucchero: 19.4g
Proteine: 44.4g

48. Frullato Cavolo & Banana

Tempo di preparazione: 5 minuti
Porzioni: 6

1. Ingredienti:

150ml latte di cocco
70g cavolo
30g spinaci
1 banana
40g proteine in polvere
200ml acqua
Dolcificante (miele/zucchero di canna)

2. Preparazione:

Mescola tutti gli ingredienti in un mixer fino ad ottenere un composto cremoso.

3. Elementi nutrizionali (per circa 100g di composto):

Contiene Vitamina A, C, ferro, calcio.

Calorie: 109	Carboidrati totali: 8.1g
Calorie da grassi: 59	Fibra: 1.4g
Grassi: 6.5g	Zucchero: 3.5g
Grassi saturi: 5.6g	Proteine: 6g
Colesterolo: 14mg	Calorie: 651
Sodio: 26mg	Calorie da grassi: 352
Potassio: 260mg	

Grassi: 39.2g
    Grassi saturi:
    33.5g
Colesterolo: 83mg
Sodio: 155mg
Potassio: 1562mg

Carboidrati totali:
    48.5g
    Fibra: 8.1g
    Zucchero: 20.8g
Proteine: 36.3g

49. Frullato Mango & Pesca

Tempo di preparazione: 5 minuti

Porzioni: 8

1. Ingredienti:

2 mango
4-6 pesche
300ml latte
50g Yogurt greco
40g proteine in polvere

2. Preparazione:

Mescola tutti gli ingredienti in un mixer fino ad ottenere un composto cremoso.

3. Elementi nutrizionali (per circa 100g di composto):

Contiene Vitamina A, C, ferro, calcio.

Calorie: 64
Calorie da grassi: 10
Grassi: 1.1g
Grassi saturi: 0.6g
Colesterolo: 11mg
Sodio: 24mg
Potassio: 153mg
Carboidrati totali: 9.3g
Fibra: 0.9g
Zucchero: 8g
Proteine: 4.8g
Calorie: 640
Calorie da grassi: 101
Grassi: 11.2g
Grassi saturi: 5.9g
Colesterolo: 111mg
Sodio: 238mg

Potassio: 1531mg	Fibra: 9.5g
Carboidrati totali: 93.4g	Zucchero: 80g
	Proteine: 48.3g

50. Frullato verde

Tempo di preparazione: 5 minuti
Porzioni: 6

1. Ingredienti:

100g prezzemolo
200g cavolo
100g lamponi
1 cucchiaino estratto di lime (5g)
200ml acqua
30ml latte
60g proteine in polvere

2. Preparazione:

Mescola tutti gli ingredienti in un mixer fino ad ottenere un composto cremoso.

3. Elementi nutrizionali (per circa 100g di composto):

Contiene Vitamina A, C, ferro, calcio.

Calorie: 62	Carboidrati totali: 6.8g
Calorie da grassi: 7	
Grassi: 0.8g	Fibra: 1.8g
Grassi saturi: 0g	Zucchero: 1.2g
Colesterolo: 18mg	Proteine: 7.7g
Sodio: 39mg	Calorie: 435
Potassio: 292mg	Calorie da grassi: 51

Grassi: 5.6g
    Grassi saturi: 2.3g
Colesterolo: 128mg
Sodio: 271mg
Potassio: 2046mg

Carboidrati totali:
    47.9g
    Fibra: 12.8g
    Zucchero: 8.4g
Proteine: 54g

51. Frullato di Guava
Tempo di preparazione: 5 minuti
Porzioni: 6

1. Ingredienti:

2 guava
6 uova
200ml latte
20ml latte di cocco
20ml latte di mandorle
1 cucchiaino estratto di vaniglia (5g)
Dolcificante (miele/zucchero di canna)

2. Preparazione:

Mescola tutti gli ingredienti in un mixer fino ad
ottenere un composto cremoso.

*3. Elementi nutrizionali (per circa 100g di
    composto):*

Contiene Vitamina A, C, ferro, calcio.

Calorie: 101	Carboidrati totali:
Calorie da grassi:	5.8g
54	Fibra: 1.5g
Grassi: 6g	Zucchero: 4.2g
Grassi saturi: 2.8g	Proteine: 6.5g
Colesterolo: 143mg	Calorie: 709
Sodio: 68mg	Calorie da grassi:
Potassio: 191mg	377

Grassi: 41.9g
   Grassi saturi:
   19.8g
Colesterolo: 999mg
Sodio: 477mg
Potassio: 1336mg

Carboidrati totali:
   40.7g
   Fibra: 10.6g
   Zucchero: 29.3g
Proteine: 45.5g

52. Frullato al Gelso

Tempo di preparazione: 5 minuti

Porzioni: 6

1. Ingredienti:

300g gelso

200g spinaci

50g ricotta

300g latte

3 uova

30g avena

2. Preparazione:

Mescola tutti gli ingredienti in un mixer fino ad ottenere un composto cremoso.

3. Elementi nutrizionali (per circa 100g di composto):

Contiene Vitamina A, C, ferro, calcio.

Calorie: 67	Carboidrati totali: 7.5g
Calorie da grassi: 22	Fibra: 1.2g
Grassi: 2.4g	Zucchero: 4g
Grassi saturi: 0.9g	Proteine: 4.7g
Colesterolo: 52mg	Calorie: 672
Sodio: 72mg	Calorie da grassi: 217
Potassio: 220mg	Grassi: 24.1g

Grassi saturi: 8.9g

Colesterolo: 520mg

Sodio: 719mg

Potassio: 2204mg

Carboidrati totali:
74.6g

Fibra: 12.5g

Zucchero: 40.1g

Proteine: 47.3g

53. Frullato di Pompelmo

Tempo di preparazione: 5 minuti
Porzioni: 6

1. Ingredienti:

2 pompelmi
200g Yogurt greco
200ml acqua
30g dolcificante (miele/zucchero di canna)
50g proteine in polvere

2. Preparazione:

Mescola tutti gli ingredienti in un mixer fino ad ottenere un composto cremoso.

3. Elementi nutrizionali (per circa 100g di composto):

Contiene Vitamina A, C, ferro, calcio.

Calorie: 61
   Calorie da grassi: 9
Grassi: 1g
   Grassi saturi: 0.7g
Colesterolo: 16mg
Sodio: 23mg
Potassio: 132mg
Carboidrati totali: 10g
   Fibra: 2.9g
   Zucchero: 3.9g

Proteine: 8.2g
Calorie: 425
   Calorie da grassi: 65
Grassi: 7.2g
   Grassi saturi: 4.5g
Colesterolo: 114mg
Sodio: 160mg
Potassio: 923mg

Carboidrati totali: 69.9g

Zucchero: 27.4g

Fibra: 20.5g

Proteine: 57.3g

54. Frullato di Melone

Tempo di preparazione: 5 minuti
Porzioni: 6

1. Ingredienti:

300g melone
200g Yogurt greco
100ml acqua
20g dolcificante (miele/zucchero di canna)
50g proteine in polvere

2. Preparazione:

Mescola tutti gli ingredienti in un mixer fino ad ottenere un composto cremoso.

3. Elementi nutrizionali (per circa 100g di composto):

Contiene Vitamina A, C, ferro, calcio.

Calorie: 64
  Calorie da grassi: 10
Grassi: 1.1g
  Grassi saturi: 0.7g
Colesterolo: 16mg
Sodio: 29mg
Potassio: 195mg
Carboidrati totali: 8.8g

Fibra: 2.1g
Zucchero: 4.7g
Proteine: 8.3g
Calorie: 445
  Calorie da grassi: 68
Grassi: 7.6g
  Grassi saturi: 4.6g
Colesterolo: 114mg
Sodio: 205mg

Potassio: 1367mg   Zucchero: 33.1g
Carboidrati totali: 62g   Proteine: 58.2g
Fibra: 14.5g

55. Frullato di Melograno
Tempo di preparazione: 5 minuti
Porzioni: 6

1. Ingredienti:

4 melograno
60g siero del latte in polvere
200ml latte
1 cucchiaino estratto di vaniglia
20g panna acida

2. Preparazione:

Mescola tutti gli ingredienti in un mixer fino ad ottenere un composto cremoso.

3. Elementi nutrizionali (per circa 100g di composto):

Contiene Vitamina A, C, ferro, calcio.

Calorie: 88
  Calorie da grassi: 12
Grassi: 1.3g
  Grassi saturi: 0.8g
Colesterolo: 17mg
Sodio: 24mg
Potassio: 233mg
Carboidrati totali: 13.6g

Fibra: 0g
Zucchero: 10.6g
Proteine: 6g
Calorie: 790
  Calorie da grassi: 108
Grassi: 12g
  Grassi saturi: 6.9g
Colesterolo: 151mg
Sodio: 215mg

Potassio: 2093mg	Fibra: 4g
Carboidrati totali: 123g	Zucchero: 95.7g
	Proteine: 54.2g

56. Frullato di Kiwi

Tempo di preparazione: 5 minuti
Porzioni: 6

1. Ingredienti:

100g kiwi
8 uova
200ml latte
20g dolcificante (miele/zucchero di canna)
100g Yogurt greco

2. Preparazione:

Mescola tutti gli ingredienti in un mixer fino ad ottenere un composto cremoso.

3. Elementi nutrizionali (per circa 100g di composto):

Contiene Vitamina A, C, ferro, calcio.

Calorie: 93
Calorie da grassi: 47
Grassi: 5.2g
Grassi saturi: 1.9g
Colesterolo: 166mg
Sodio: 78mg
Potassio: 130mg
Carboidrati totali: 6.9g

Fibra: 1.9g
Zucchero: 3.1g
Proteine: 7.8g
Calorie: 743
Calorie da grassi: 376
Grassi: 41.7g
Grassi saturi: 15g
Colesterolo: 1331mg
Sodio: 626mg

Potassio: 1043mg

Carboidrati totali: 55g

Fibra: 14.8g

Zucchero: 25g

Proteine: 62.2g

57. Frullato Kiwi & Fragola
Tempo di preparazione: 5 minuti
Porzioni: 6

1. *Ingredienti:*

200g kiwi
150g fragole
50g Yogurt greco
200ml latte
60g siero del latte in polvere

2. *Preparazione:*

Mescola tutti gli ingredienti in un mixer fino ad ottenere un composto cremoso.

3. *Elementi nutrizionali (per circa 100g di composto):*

Contiene Vitamina A, C, ferro, calcio.

Calorie: 78

Calorie da grassi: 13

Grassi: 1.5g

Grassi saturi: 0.7g

Colesterolo: 21mg

Sodio: 33mg

Potassio: 197mg

Carboidrati totali: 8.6g

Fibra: 1.3g

Zucchero: 5.5g

Proteine: 8.3g

Calorie: 543

Calorie da grassi: 93

Grassi: 10.3g

Grassi saturi: 5.1g

Colesterolo: 144mg

Sodio: 228mg

Potassio: 1382mg   Fibra: 9g
Carboidrati totali: Zucchero: 38.4g
    60.1g   Proteine: 57.9g

58. Frullato di Melone Cantalupo
Tempo di preparazione: 5 minuti
Porzioni: 6

1. Ingredienti:

1 melone cantalupo (500g)
200g Yogurt greco
1 cucchiaino estratto di vaniglia (5g)
100ml latte
40g avena
6 uova

2. Preparazione:

Mescola tutti gli ingredienti in un mixer fino ad ottenere un composto cremoso.

3. Elementi nutrizionali (per circa 100g di composto):

Contiene Vitamina A, C, ferro, calcio.

Calorie: 111
Calorie da grassi: 45
Grassi: 5g
Grassi saturi: 1.8g
Colesterolo: 143mg
Sodio: 72mg
Potassio: 121mg

Carboidrati totali: 7.2g
Fibra: 0.7g
Zucchero: 3.2g
Proteine: 9g
Calorie: 775
Calorie da grassi: 315
Grassi: 35g

Grassi saturi: 12.9g

Colesterolo: 1001mg

Sodio: 502mg

Potassio: 846mg

Carboidrati totali: 50.7g

Fibra: 5g

Zucchero: 22.6g

Proteine: 62.9g

59. Frullato al Frutto della passione
Tempo di preparazione: 5 minuti
Porzioni: 4

1. Ingredienti:

6 frutti della passione (polpa)
50g fragole
200ml latte di mandorle
50ml latte
1 cucchiaino estratto di vaniglia (5g)
60g proteine in polvere

2. Preparazione:

Mescola tutti gli ingredienti in un mixer fino ad
ottenere un composto cremoso.

3. Elementi nutrizionali (per circa 100g di composto):

Contiene Vitamina A, C, ferro, calcio.

Calorie: 171
  Calorie da grassi: 97
Grassi: 10.8g
  Grassi saturi: 9.1g
Colesterolo: 26mg
Sodio: 39mg
Potassio: 272mg

Carboidrati totali: 10.1g
Fibra: 3.3g
Zucchero: 5.2g
Proteine: 10.4g
Calorie: 857
  Calorie da grassi: 485
Grassi: 53.9g

Grassi saturi: 45.4g	Carboidrati totali: 50.5g
Colesterolo: 129mg	Fibra: 16.7g
Sodio: 193mg	Zucchero: 26g
Potassio: 1361mg	Proteine: 51.9g

60. Frullato al Ribes

Tempo di preparazione: 5 minuti
Porzioni: 6

1. Ingredienti:

350g ribes
200ml latte
1 cucchiaino burro di arachidi (15g)
7 uova
100g Yogurt greco

2. Preparazione:

Mescola tutti gli ingredienti in un mixer fino ad ottenere un composto cremoso.

3. Elementi nutrizionali (per circa 100g di composto):

Contiene Vitamina A, C, ferro, calcio.

Calorie: 85
  Calorie da grassi: 36
Grassi: 4g
  Grassi saturi: 1.4g
Colesterolo: 117mg
Sodio: 59mg
Potassio: 167mg
Carboidrati totali: 6.6g

Fibra: 1.5g
Zucchero: 4.2g
Proteine: 6.2g
Calorie: 846
  Calorie da grassi: 326
Grassi: 40.2g
  Grassi saturi: 14.2g
Colesterolo: 1168mg

Sodio: 589mg
Potassio: 1669mg
Carboidrati totali:
    65.9g
    Fibra: 15.4g
    Zucchero: 42g
Proteine: 61.7g

ALTRI GRANDI TITOLI DELL'AUTORE

ESERCITAZIONE NON CONVENZIONALE DI RESISTENZA MENTALE PER

MARATONETI

SBLOCCA IL TUO VERO POTENZIALE ATTRAVERSO LA VISUALIZZAZIONE

Di
JOSEPH CORREA
Istruttore Di Meditazione Certificato